Salvestrole

Barbara Allmann

Salvestrole

Krebshemmende Substanzen
aus der Natur
Ein praktischer Ratgeber

AT Verlag

Hinweis

Salvestrole sind eine relativ junge Entdeckung, sie werden weiter erforscht. Die Recherchen für dieses Buch gründen auf dem Wissensstand von 2013.

Haftungsausschluss des Verlages

Die Informationen in diesem Buch sind keine medizinischen Ratschläge. Sie können und sollen keine ärztliche Behandlung und keine medizinische Betreuung durch einen Arzt oder einen Therapeuten ersetzen. Die Fakten und Empfehlungen in diesem Buch wurden nach bestem Wissen und Gewissen recherchiert, erarbeitet und sorgfältig geprüft; dennoch kann keine Garantie übernommen werden. Die Autorin bzw. der Verlag haftet nicht für etwaige Schäden, die aus der Anwendung der folgenden Informationen entstehen könnten.

© 2014
AT Verlag, Aarau und München
Lektorat: Diane Zilliges, Murnau
Fotos: Claudia Ritter, Weiden
Grafiken/Illustrationen Seite 15, 18, 26, 109: reproduziert mit Genehmigung von Care Biotechnologies
Gestaltung und Satz: AT Verlag
Bildaufbereitung: Vogt-Schild Druck, Derendingen
Druck und Bindearbeiten: Westermann Druck, Zwickau
Printed in Germany

ISBN 978-3-03800-759-3

www.at-verlag.ch

Inhalt

Vorwort

Der Status quo ist besorgniserregend: Für die Hälfte der Deutschen ist Essen Nebensache; jeder dritte Berufstätige gibt an, gesunde Ernährung sei im Job nicht realisierbar; nur in jedem zweiten Haushalt wird noch täglich eine Mahlzeit selbst gekocht, und vier von zehn Deutschen essen mindestens zweimal wöchentlich Fertigprodukte.

Diese bedauerliche Entwicklung greift in den meisten westlichen Ländern um sich. Sie ist zwar kein Beweis, aber ein klares Indiz für einen Zusammenhang zwischen Ernährungsgewohnheiten und Krebserkrankungen. Eindeutige Hinweise aus der Forschung zeigen, dass gesunde Ernährung Krebs vorbeugen, das Krebsrisiko senken und bereits Erkrankten bei der Genesung helfen kann. Frische biologische Lebensmittel, insbesondere reifes Obst und Gemüse lokaler Herkunft, enthalten meist genügend Vitalstoffe und damit auch Salvestrole, um Krankheiten abzuwehren – gemäß dem intelligenten Vorsorgeprogramm der Natur.

Salvestrole – eine der neuesten Entdeckungen der Medizin, Biochemie und Molekularbiologie – sind ein Silberstreifen am Horizont: Sie vermitteln die Hoffnung, dass Krebs eines Tages ähnlich einfach zu behandeln sein wird wie eine Grippe. In diesem Buch werden diese Stoffe vorgestellt und Ihnen in ihrer praktischen Nutzbarkeit nahegebracht. Das sich immer schneller erneuernde Wissen verweist zugleich auf die Verantwortung der Politiker, der Entscheidungsträger in Organisationen, der Wirtschaftreibenden und der Individuen. Wir sind dazu aufgerufen, jene Bedingungen zu schaffen und zu erhalten, die es der Erde ermöglichen, ihre Lebewesen mit gesunder Nahrung zu versorgen.

Einleitung

»Mögen wir nur Nahrung zu uns nehmen, die uns
ernährt und vor Krankheit schützt.
Wir nehmen dieses Essen an, um den Weg des
Verstehens und der Liebe zu gehen.«

Klassisches Gebet der Zen-Mönche

Ein junger Mann aus Übersee lässt sich in Hongkong nieder. Er arbeitet viel, verdient gut und gibt sein Geld gern und großzügig aus: Er liebt die Frauen, das Nachtleben, den Genuss und das Abenteuer. Ein Lebensstil, um den ihn so manche Gleichaltrige beneiden – aber nur bis zu jenem Tag, an dem ihm sein Arzt die Diagnose stellt: Krebs im Endstadium. Der Schock sitzt tief und weckt in dem vor Kurzem noch lebenslustigen Mann das Verlangen, gründlich Bilanz zu ziehen, über Tod und Spiritualität nachzudenken, sich von den Tagesgeschäften und flüchtigen Vergnügungen zurückzuziehen und einen einschneidenden Tapetenwechsel vorzunehmen. Es zieht ihn in eines der zahlreichen Klöster in der Gegend. Die Mönche nehmen den krebskranken Mann auf, unter der Bedingung, dass er genau dieselben Speisen isst, die sie selbst zu sich nehmen, vor allem frische Früchte und Gemüse. Nach eineinhalb Jahren Klosterleben und -ernährung ist der Patient gesund.[1]

---

1 Diese Geschichte erzählt Brian A. Schaefer, der mit einem Freund des jungen Mannes bekannt ist. Schaefer ist Autor von *Salvestrol. Die Antwort der Natur auf Krebs*, erschienen 2013 im Eigenverlag.

Der Überglückliche hatte offensichtlich am eigenen Leib und Geist erlebt, dass eine naturbelassene Ernährung und ein ausgeglichener Lebensstil heilend wirken können, so wie das die traditionelle asiatische Medizin vertritt. Ihren Lehren zufolge kann ein Mensch, der sich biologisch und den wahren Bedürfnissen gemäß ernährt, Krankheiten vorbeugen und auch wieder gesund werden. In Korea, im Tempel Bulyoungsa in den Bergen an der Ostküste, hat dieses Wissen ebenfalls Tradition. Das vegetarische Tempelessen besteht dort aus Bohnen, Tofu, Nudeln, Reis, Mais, Kartoffeln und Getreide, ergänzt durch allerlei Gemüse, wilde Sprossen, Früchte und Wurzeln. Die Äbtissin Ilwoon hat zwei Kochbücher mit Rezepten aus diesen Zutaten herausgebracht, überzeugt davon, dass naturbelassenes Essen heilend auf Körper und Geist wirkt. Sie teilt damit die Ansicht, die schon Hippokrates von Kos, der Vater der westlichen Medizin propagierte, als er uns wissen ließ, dass unsere Nahrungsmittel auch unsere Heilmittel sind.

Ein britisches Forscherteam hat diesen uralten Ansatz hartnäckig verfolgt und dabei unlängst jene äußerst wirkungsvollen Pflanzenstoffe entdeckt, um die es in diesem Buch gehen soll: Salvestrole. Sie sind natürlicher Teil des pflanzlichen Immunsystems und können an Krebs erkrankten Menschen ebenso neue Hoffnung geben wie jenen, die sich von vornherein schützen wollen.

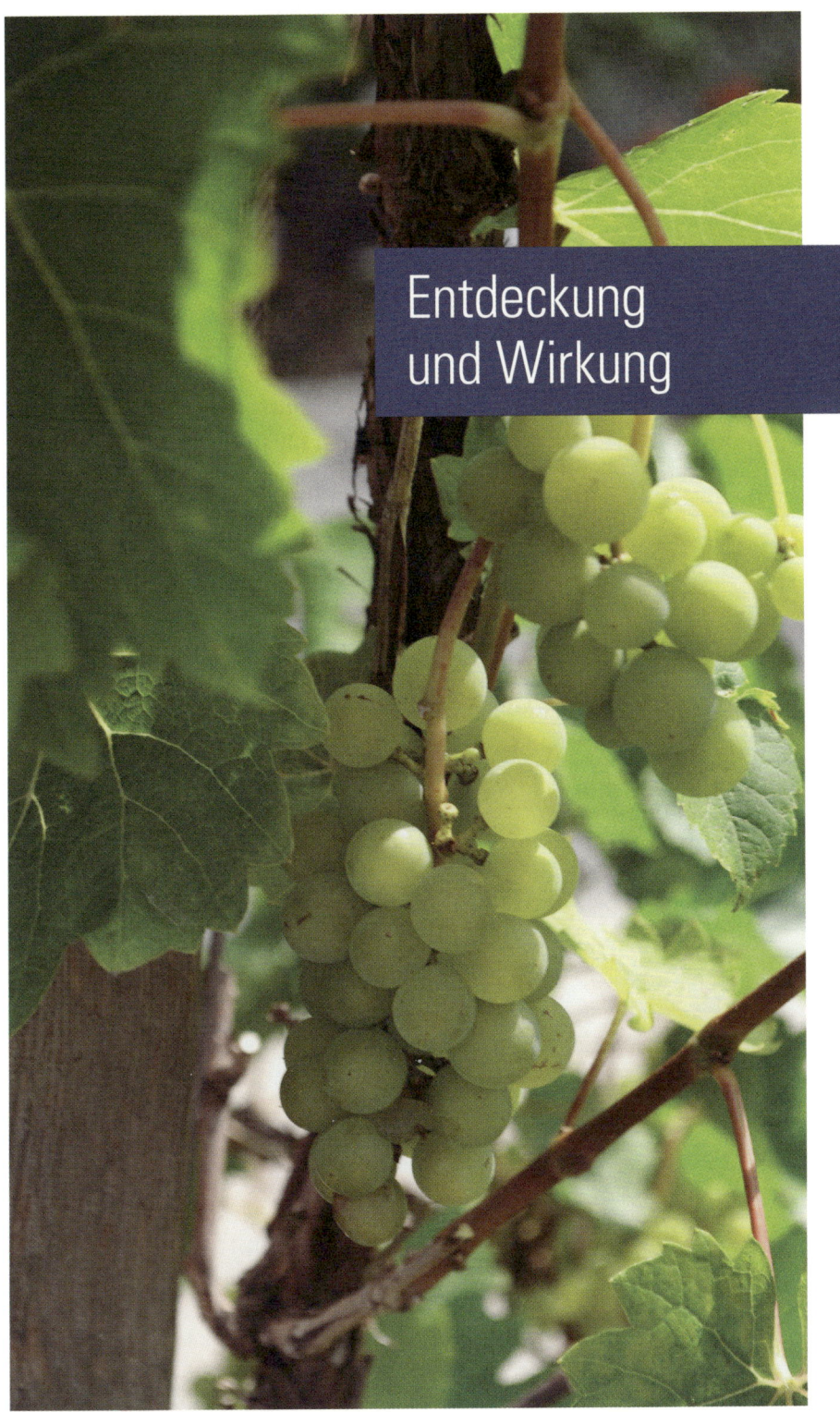

Entdeckung
und Wirkung

Salvestrole in der Natur – Pflanzen produzieren krebshemmende Substanzen

»Ihr wohlwollenden Pflanzen, erleichtert das Leiden aller Lebewesen durch eure Heilkraft und Ausstrahlung.«
Klassische Anrufung der ayurvedischen Pflanzendoktoren

Gerry Potter, Professor für klinische Biochemie an der De Montfort University in Leicester, entwickelt Anti-Krebs-Medikamente. Vor etwa zwanzig Jahren hat er das Mittel Zytiga® gegen Prostatakrebs entwickelt, das mittlerweile auch auf dem Markt ist und Potter große wissenschaftliche Anerkennung einbrachte. In den 1990er-Jahren entwickelte er einen neuen Anti-Krebs-Stoff, der Tumorzellen tötet, aber das gesunde Gewebe intakt lässt. Dieses vielversprechende Medikament hat er Stilserene genannt.

Die Laboruntersuchungen von Stilserene machten klar, dass die Substanz bei 95 Prozent der untersuchten Krebszellen den Zelltod herbeiführt. Dabei wurden Krebsarten untersucht, die gegen andere Therapiemethoden resistent waren: In Magen, Dickdarm, Lunge, Brust und Gehirn konnte Stilserene sehr wirkungsvoll Tumorzellen töten und dabei das gesunde Gewebe schonen. Die Lizenzrechte für Stilserene wurden inzwischen einem amerikanischen Pharmaunternehmen übertragen. Der Wirkstoff ist gerade dabei, seinen langen Weg durch die klinischen Tests zu gehen, ein Prozedere, das schätzungsweise in frühestens fünfzehn Jahren abgeschlossen sein wird.

Inzwischen kam Potter die Idee, nach chemischen Strukturen in der Natur zu suchen, wie sie auch in Stilserene zu finden sind. Mit seinem Team analysierte und testete er eingehend Früchte, Gemüse und Kräuter und stieß dabei auf die Salvestrole, sekundäre Pflanzenstoffe, die in ihrer natürlichen Gesamtheit noch besser als Stilserene wirken. So produziert eine einzige Tomate 10 000 wirksame Pflanzenstoffe, von denen die Salvestrole ein kleiner, aber mächtiger Teil sind.

Potter hat den Salvestrolen 2002 ihren Namen gegeben; er leitet sich vom lateinischen Wort salvare (»retten«) ab. Er ist auch an Resveratrol angelehnt, ein bekannteres Salvestrol, das vor allem in Trauben, Rotwein und Erdnüssen vorkommt und gesunde Zellen unter anderem vor Krebs sowie dem vorzeitigen Altwerden schützen kann. Die Moleküle der Salvestrole per se und die Pflanzen, in denen sie vorkommen, waren zwar schon Jahre zuvor bekannt. Doch dachte damals noch niemand daran, diese Substanzen in Verbindung mit einem möglichen Krebsabwehrmechanismus zu bringen, wie das den Salvestrole-Forschern gelungen ist.

Resveratrol ist auch ein wirkungsvolles Antioxidans, aber nicht alle Salvestrole sind Antioxidantien. Resveratrol steht im Mittelpunkt des sogenannten Französischen Paradoxes. Auf dieses sind Forscher gestoßen, als sie die traditionelle Ernährung der Franzosen unter die Lupe nahmen: Ihre Küche wird von oft fettem Essen mit reichlich Käse, rotem Fleisch und Saucen dominiert. Und dennoch haben Franzosen nicht nur weniger Cholesterin im Blut, sondern verzeichnen auch weniger Herzinfarkte in der Gesundheitsstatistik als viele andere Europäer. Diese positive Wirkung schreiben die Forscher den Resveratrolen zu, die in großen Mengen unter anderem in Olivenöl und Rotwein vorkommen. Beide sind typische Begleiter einer traditionellen französischen Mahlzeit.

Die positive Wirkung der mediterranen Küche im Allgemeinen ist seit Jahren bekannt. Sie zeigt, dass die meisten Südeuropäer, die mit viel Olivenöl kochen und fettreich essen, trotzdem besser vor Herz-Kreislauf-Krankheiten geschützt sind als Nordeuropäer. Olivenöl wirkt tatsächlich stark antioxidativ und enthält Moleküle, die dazu beitragen, Krebs vorzubeugen – aber nur, wenn es in bester, kaltgepresster Qualität konsumiert wird. Studien zeigen etwa, dass Brustkrebs bei jenen Frauen seltener ist, die regelmäßig Olivenöl einnehmen. Auch Magenkrebs kommt weniger häufig vor bei Menschen, die Olivenöl in der täglichen Ernährung nutzen.

Doch zurück zu den Salvestrolen: Die Forschungen des britischen Teams zeigen, dass Resveratrol in relativ geringer Dosis krebsvorbeugend wirkt, wenn es mit einem spezifischen Enzym zusammentrifft. Resveratrol hat eine ähnliche chemische Struktur wie Potters Stilserene. Seine Rolle und die der Salvestrole allgemein in der Abwehr beziehungsweise Abtötung von Krebszellen war damit in den Mittelpunkt gerückt. Auf dieser heißen Spur suchten die Wissenschaftler nun nach weiteren Salvestrolen. Sie lasen dabei auch in den Texten der traditionellen Pflanzenheilkunde und untersuchten die Ernährungsgewohnheiten jener Kulturen, in denen Krebserkrankungen selten sind. Seither haben sie rund zwanzig verschiedene wasser- oder fettlösliche Salvestrole erkannt und analysiert. Die Experten gehen davon aus, dass bis zu fünfzig Salvestrole-Arten existieren, die sich unter anderem in ihrem spezifischen Potenzial als Anti-Krebs-Mittel unterscheiden könnten. Die bisherigen Forschungen haben jedenfalls schon gezeigt, dass Salvestrole derart wirkungsvoll sind, dass sie im Zuge eines spezifischen Stoffwechselvorganges im menschlichen Körper Tumorzellen töten können.

Diesen Stoffwechselvorgang hat M. D. Dan Burke, mittlerweile emeritierter Professor für Pharmakologie an der schottischen Aberdeen University, identifiziert und damit seinem englischen Kollegen Professor Potter die Grundlagen für die Entwicklung des Anti-Krebs-Medikamentes Stilserene geliefert. Das Medikament wirkt nämlich nur in Anwesenheit des Enzyms CYP1B1 (englisch ausgesprochen als *sip one be one*), das auch in der natürlichen Krebsabwehr durch Salvestrole eine herausragende Rolle spielt. In den 1990er-Jahren hatte das Forschungsteam rund um Professor Dan Burke an der pathologischen Abteilung der schottischen Universität von Aberdeen das Enzym Cytochrom P4501B1, kurz eben CYP1B1, im Gewebe einer bösartigen Geschwulst geortet. Gleichzeitig wurde klar, dass dieses Enzym im gesunden Gewebe nicht nachzuweisen ist. Diese Entdeckung wurde – obschon beachtlich – erst einige Jahre später von der internationalen Forschung aufgenommen. Das Gen für CYP1B1 ist auch in gesunden Zellen vorhanden, ohne dort allerdings aktiviert zu werden. Dieses Enzym kommt in großen Mengen ausschließlich in Krebszellen vor und agiert dort so mächtig, dass es mittlerweile als »Rettungsenzym« bezeichnet wird.

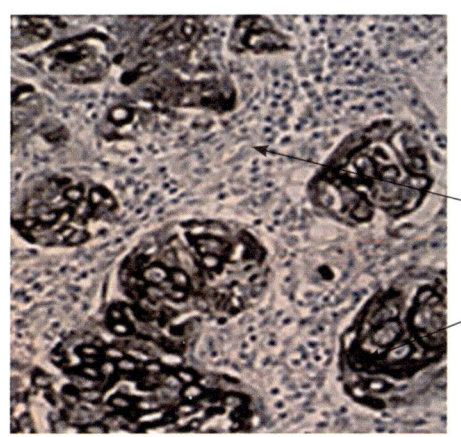

Chemisch eingefärbte Gewebeprobe mit Zellstruktur in Lila. Schwarze Flecken stehen für CYP1B1.

Normale Zellen lila gefleckt ohne CYP1B1

Krebszellen schwarz gefleckt mit CYP1B1

Gewebeprobe eines Speiseröhrentumors, durch das Mikroskop fotografiert. Die lila und schwarz eingefärbte kanzeröse Gewebeprobe zeigt, dass in der Zelle das Enzym CYP1B1 vorhanden ist.

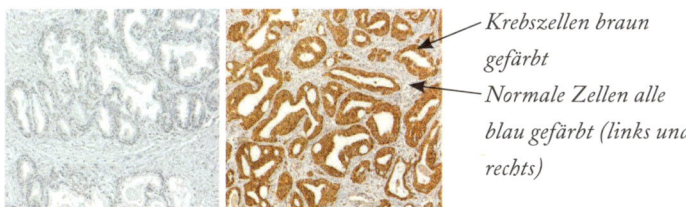

Krebszellen braun gefärbt
Normale Zellen alle blau gefärbt (links und rechts)

Gewebeproben von normalem Prostatagewebe links und Prostatakrebs rechts. Die braun eingefärbte kanzeröse Gewebeprobe zeigt, dass in der Zelle das Enzym CYP1B1 vorhanden ist. Blau gefärbtes Gewebe steht für normale gesunde Zellen und zeigt, dass keine Spuren vom CYP1B1 vorhanden sind.

Das Medikament Stilserene bzw. die natürlichen Salvestrole aus der Ernährung aktivieren dieses CYP1B1, das den Krebszellen den Garaus macht, ohne gesundes Gewebe wesentlich anzugreifen. Anders also als herkömmliche Krebsmedikamente, die leider auch viel zu viele intakte Zellen töten und chemotherapeutisch behandelten Patienten quälend zusetzen.

Potter testete Zellkulturen zuerst mit Resveratrol, dem zuerst entdeckten Salvestrol. Er erkannte: Per se kann dieser sekundäre Pflanzenstoff den Krebszellen nichts anhaben. Erst wenn er mit dem Enzym CYP1B1 gemeinsame Sache macht, geht es den Tumorzellen an den Kragen. Um Krebserkrankungen vorzubeugen, sollte also die tägliche Ernährung – neben anderen natürlichen Vitalstoffen – auch reich an Salvestrolen sein, die vor allem in biologisch angebautem Obst und Gemüse gedeihen.

Salvestrole im Überblick

Salvestrole gehören neben den Antioxidantien zu den wichtigsten natürlichen Pflanzenstoffen, die die Zellen vor Krankheiten schützen können. Die moderne Ernährungsweise allerdings geht mit einem Salvestrol-Defizit einher, da Pflanzenschutzmittel, vor allem Fungizide, die Pflanze daran hindern, Salvestrole auszubilden. Zudem wird der typische bittere Geschmack, der von den Salvestrolen herrührt, aus den Pflanzen herausgezüchtet oder durch die Lebensmittelverarbeitung entfernt.

Rotes Obst und grünes Gemüse aus Bioanbau sowie sehr reife alte Sorten enthalten dreißig Prozent mehr Salvestrole als gezüchtete Lebensmittel aus konventioneller Produktion. Sorte, Herkunft, Erntezeit und Verarbeitung beeinflussen also den Salvestrol-Gehalt unserer Nahrungsmittel. Hinzu kommen typische nationale Essgewohnheiten. Die traditionelle Ernährung in den Mittelmeerländern beispielsweise liefert mehr Salvestrole als etwa die niederländische Küche. Langes Kochen der Nahrung und die Zubereitung in der Mikrowelle zerstören die Salvestrole.

Salvestrole können Krebs vorbeugen und bei bestehenden Krebserkrankungen das Tumorwachstum verlangsamen oder sogar stoppen. Um ausreichende Mengen zu sich zu nehmen, empfiehlt sich insbesondere im Krankheitsfall die Einnahme von Salvestrole enthaltenden Nahrungsergänzungsmitteln. Sie haben keine Nebenwirkungen, da die Salvestrole nur durch das CYP1B1-Enzym aktiviert werden, das ausschließlich in Krebszellen vorkommt. Krebspatienten brauchen hoch dosierte Salvestrole-Mittel.

Entsprechende Salben können bei Hautkrebs zusätzlich zu den Kapseln verwendet werden. Zertifizierte Biokosmetik ist allgemein vielen konventionellen Produkten vorzuziehen. Letztere haben oft Inhaltsstoffe, die den Krebsabwehrmechanismus ungünstig beeinflussen. Auch chemische Farben und Lacke mit Fungiziden können den Mechanismus hemmen.

Die Wirkung im Detail – Salvestrole und die Krebsabwehr

»Die wirksamste Medizin ist die natürliche Heilkraft, die im Inneren eines jeden von uns liegt.«

Hippokrates von Kos

Salvestrole sind natürliche Prodrugs[2], die als pflanzliche Nährstoffe vom tumorspezifischen Enzym CYP1B1 verstoffwechselt werden und Krebserkrankungen vorbeugen bzw. das Tumorwachstum stoppen können. Das CYP1B1 braucht also die Salvestrole als unabdingbare Helfer, um überhaupt als Anti-Krebs-Stoff wirken zu können. Das Enzym ist darauf spezialisiert, die chemische Struktur der Salvestrole zu verändern und damit auch ihre Wirkung. Das CYP1B1 ist quasi ein natürlicher »Scharfmacher«, der in Verbindung mit Salvestrolen so wirkt, dass innerhalb der Krebszelle ein wertvolles Zwischenprodukt, ein Metabolit, gebildet wird, der die Apoptose, den Tod der Tumorzelle, einleitet. Es ist also nicht das eigentliche Salvestrol, das die Krebszelle an-

---

2 Als Prodrug bezeichnet man einen inaktiven oder wenig aktiven pharmakologischen Stoff, der erst durch die Verstoffwechselung im Organismus zu einem aktiven Wirkstoff wird.

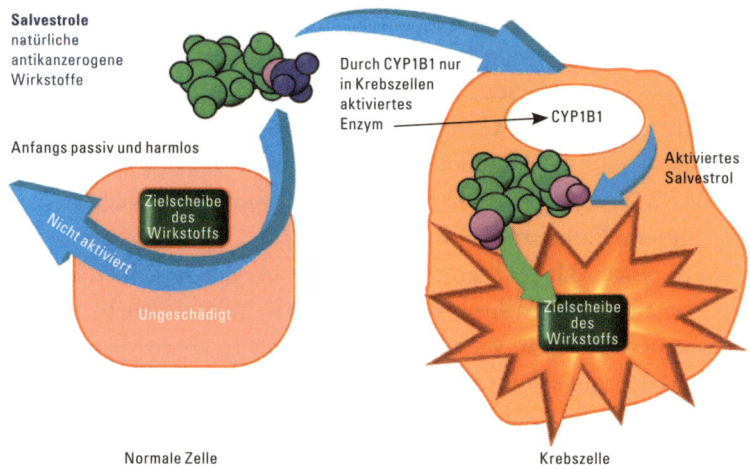

Salvestrole
natürliche
antikanzerogene
Wirkstoffe

Durch CYP1B1 nur
in Krebszellen
aktiviertes
Enzym

CYP1B1

Anfangs passiv und harmlos

Aktiviertes
Salvestrol

Zielscheibe
des
Wirkstoffs

Nicht aktiviert

Ungeschädigt

Zielscheibe
des
Wirkstoffs

Normale Zelle

Krebszelle

Der Wirkungsmechanismus von Salvestrolen: Ein Salvestrol-Molekül, das aus dem Blutkreislauf in die gesunde Zelle geht, bleibt unverändert, da das CYP1B1 fehlt. Ein Salvestrol-Molekül, das aus dem Blutkreislauf in die Krebszelle geht, wird durch das CYP1B1 in tödliches Gift verwandelt.

greift, sondern der Metabolit. Dieser Mechanismus funktioniert seit Jahrmillionen ganz natürlich im menschlichen Körper, der auch im gesunden Zustand täglich Krebszellen produziert. CYP1B1 kommt in allen Arten von Krebszellen vor und zeigt sich bereits in einem sehr frühen Entwicklungsstadium (in prekanzerosen Zellen). Unter Forschern gilt das Enzym daher als universeller Krebsmarker.

Wie viel von dem Rettungsenzym in den kranken Zellen zur Verfügung steht, hängt von der jeweiligen Krebsart und von der Höhe der Salvestrol-Dosis ab; hinzu kommen noch individuelle Verschiedenheiten. Als Faustregel gilt: Je mehr CYP1B1-Enzym die Zelle aufweisen kann, desto besser funktioniert der Abwehrmechanismus. Der komplexe Prozess wird aktuell noch weiter erforscht, sicher ist schon jetzt, dass er von mehreren Faktoren abhängig ist, um reibungslos funktionieren zu können. Zu diesen Faktoren gehören etwa die Anwesenheit von Biotin (Vitamin H), das die Produktion von CYP1B1 fördert, sowie von Eisen, das im Kern des Enzyms enthalten ist. Zudem ist genügend Sauerstoff vonnöten, der gut durch körperliche Bewegung aufgenommen wird. Auch Magnesium und Niacin sind wichtig, um die krebsvorbeugende Aktivität der Salvestrole zu stimulieren. Dazu kommt das Vitamin C, das vor schädlicher Oxidation durch die gefürchteten freien Radikale schützt – aggressive Substanzen, die in der Körperzelle die DNA, also das Erbgut, verändern und in schlimmen Fällen zu Krebs führen können. Diese Oxidation wird durch einen Mangel an Antioxidantien, durch Chemikalien, UV-Strahlen und Mikroben begünstigt. Zu den natürlichen Antioxidantien gehören Vitamine, Mineralstoffe, einige Eiweißverbindungen und sekundäre Pflanzenstoffe, die Bioflavonoide. Neben den Antioxidantien stellt uns die Natur aber eben auch die Salvestrole zur Verfügung, um die Zellen zu schützen bzw. zu reparieren. Beide Pflanzenstoffe gehen dabei allerdings sehr unterschiedlich vor.

Salvestrole wirken dort, wo sie gebraucht werden

Auch ein gesunder Organismus mit starkem Immunsystem produziert täglich Hunderte Krebszellen. Diese beschädigten Zellen versuchen zuerst, ihre DNA-Veränderungen zu reparieren. Scheitern sie an dieser Aufgabe, dann vernichten sie sich selbst durch den sogenannten programmierten Zelltod, die Apoptose. Erst wenn diese natürliche körpereigene Tumorabwehr versagt, können sich die Tumorzellen unkontrolliert vermehren.

Genügend Antioxidantien, Salvestrole und Enzyme aus der Nahrung können einer Krebserkrankung vorbeugen. Die Enzyme funktionieren aber nur gut in Verbindung mit Mineralstoffen, wie etwa Selen, Zink, Mangan und Kupfer. Die britischen Salvestrole-Forscher berichten von Fällen, in denen bestimmte Antioxidantien oder Enzyme nicht richtig wirken konnten und erst spezifische Salvestrole die beschädigten Zellen genesen ließen. Um die Aufnahme der Salvestrole zu verbessern, sind oftmals probiotische Produkte hilfreich. Manche Menschen müssen erst ihre Darmflora sanieren, um von Salvestrolen optimal profitieren zu können.

Hohe Selektivität

Salvestrole sind ein wichtiger Teil des Immunsystems, aber bei Weitem nicht die einzige natürliche Substanz, die unsere Gesundheit schützen kann. Was allerdings die Salvestrole in der Krebsbekämpfung auszeichnet, ist ihre sehr hohe Selektivität: Sie beseitigen aufgrund ihres spezifischen Metabolismus mit dem Enzym CYP1B1 äußerst wirkungsvoll die Krebszellen; die meisten gesunden Zellen lassen sie leben. Professor Burke bezeichnet die Salvestrole griffig als »Briefbomben der Krebsbekämpfung«, da sie ihr spezifisches Angriffsziel sehr genau kennen und ins Visier nehmen.

Die Selektivität einer Arznei oder Therapie kann durch Testserien im Labor herausgefunden werden. Die Tests werden mit gesunden und kranken Zellen gleichermaßen durchgeführt, wobei eine niedrige Dosis den Anfang macht, die dann logarithmisch erhöht wird. Die folgende Dosis ist jeweils zehnmal höher als die vorhergehende. Sobald für beide Zellkategorien jene Dosis gefunden wird, die 50 Prozent der Zellen zum Absterben bringt, wird das Dosierungsverhältnis von gesunden zu kranken Zellen als Maßstab für die Selektivität vermerkt. Die Selektivitätsziffer 1 zeigt an, dass die therapeutische Substanz auf gesunde und kranke Zellen gleichermaßen giftig wirkt. Je höher die Selektivitätsziffer, desto stärker ist die Fähigkeit der therapeutischen Substanz ausgeprägt, mehr kranke Zellen zu vernichten und mehr gesunde Zellen intakt zu lassen. Eine möglichst hohe Selektivität ist also in der therapeutischen Praxis wünschenswert. Salvestrole zeichnen sich gerade durch diese Eigenschaft aus, da sie nur mit dem CYP1B1-Enzym innerhalb der kranken Zelle ihre tödliche Wirkung entfalten. Zur Erinnerung: Gesunde Zellen haben kein aktives CYP1B1-Enzym, sondern nur das entsprechende Gen.

Salvestrole wirken generell am besten, wenn sie in Heerscharen abrufbar sind: Je mehr Salvestrole zugeführt werden, desto mehr Krebszellen können sie abtöten. Die gesunden Zellen bleiben intakt, zumindest in jenen Dosierungen, die im Bereich der erforschten Selektivität liegen. Eine Ausnahme von der Mengenregel zeigt sich beim Resveratrol, das nur in relativ geringen Mengen Krebszellen bekämpfen kann. In höherer Dosierung blockiert es das Enzym CYP1B1 und damit den Tumorabwehrmechanismus.

Die folgende Tabelle zeigt beispielhaft die Selektivität einer klassischen therapeutischen Substanz aus der Chemotherapie und einiger Salvestrole-Arten.

Wirkstoff	Klassifizierung	Selektivitätswert
Methotrexat	Chemotherapie	1
S 40		10
S 31 G	Salvestrol	22
S 52	Salvestrol	32
S 54	Salvestrol	1250
Stilserene	synthetisches Salvestrol	4304
S 55	Salvestrol	23 000

Quelle: Schaefer, Salvestrols, Seite 31.

Die hohe Selektivität der hier ausgewählten natürlichen Salvestrole schlägt überzeugend die Selektivität des synthetischen Salvestrols Stilserene. Wie die Tabelle zeigt, ist das Salvestrol S 55 besonders wirkungsvoll. Es gehört zu jener erst jüngst entdeckten Salvestrole-Art, die die Forscher als Fünferserie bezeichnen. Dieses Ergebnis ist ein eindrucksvolles Beispiel für die intelligenten Naturkräfte, die den Organismus vor Krebs schützen können.

Fälle, in denen der Salvestrole-CYP1B1-Krebsabwehrmechanismus nicht wirkt, sind die seltenen Erkrankungen des vererbten Glaukoms, wie sie meist in Südostasien vorkommen. Ungefähr eine Person von 10 000 ist davon betroffen. Grund dafür ist eine minimale Veränderung im genetischen Code, der das CYP1B1 beeinflusst. Der Typ des Glaukoms, wie er in westlichen Ländern vorkommt, lässt den Salvestrole-CYP1B1-Krebsabwehrmechanismus unbeschadet. Dieses Glaukom ist bei frühzeitiger Erkennung gut behandelbar.

Das CYP1B1 hat neben seiner wünschenswerten Anti-Krebs-Wirkung auch andere Effekte. So kann es etwa die Wirkung chemotherapeutischer Substanzen herabsetzen und prokarzinogene Stoffe im Tabakrauch in Karzinogene verwandeln. Dabei ist allerdings wiederum zu beachten, dass das CYP1B1 nur in der Krebszelle selbst vorkommt.

Ein empfindliches Enzym – Inhibitoren des CYP1B1

Salvestrole müssen über die Ernährung vom Darm aufgenommen und über das Blut verteilt werden, damit sie in konzentrierter Form in die Zelle gelangen und in kranken Zellen mit dem CYP1B1 interagieren können. Diese Bioverfügbarkeit ist bei den Salvestrolen gut ausgeprägt. Allerdings reagiert das Enzym CYP1B1 neben den Salvestrolen auch mit anderen Substanzen. Einige davon sind Fungizide, Pestizide und Kohlenmonoxid, beispielsweise im Zigarettenrauch[3], sowie hoch dosiertes Vitamin B17 und Resveratrol. Sie blockieren in hohen Dosen das Enzym und damit die krebshemmende Wirkung der Salvestrole. Resveratrol hat zudem eine sehr instabile Struktur, die sich ebenfalls ungünstig auf den Salvestrole-CYP1B1-Mechanismus auswirkt, heißt es aus dem britischen Salvestrole-Labor.

Das die Salvestrole blockierende Vitamin B17 wird aber durchaus auch als krebshemmende Substanz angesehen. Der deutsche Heilpraktiker Peter Kern etwa schreibt, dass Krebs durch einen Mangel an Vitamin B17 auftreten könne. Dieses Vitamin komme beispielsweise in den bitteren Kernen von Aprikosen, Kirschen oder Pflaumen vor, werde aber heutzutage wegen der enthaltenen giftigen Blausäure (Zyanid) nicht mehr konsumiert. Die Blausäure könne aber nur giftig wirken, wenn ein bestimmtes Spaltenzym vorhanden ist, das wiederum nur Krebszellen haben. Dort zerstöre die Blausäure die kranken Zellen, ohne dabei umliegendes Gewebe zu schädigen. Für die Salvestrole-Therapie bedeutet das nach wie vor, dass hoch dosiertes Vitamin B17 bzw. hohe Dosen von Resveratrol die Wirkung des CYP1B1 blockieren können. Personen, die viel Vitamin B17 oder Resveratrol einnehmen wollen, brauchen also keine zusätzlichen Salvestrole, da diese nicht wirken würden. Es wäre reine Geldverschwendung, wie der Salvestrole-Experte Brian A. Schaefer sagt.

---

3 Neben fettreicher Ernährung, Übergewicht und Alkohol ist das Rauchen einer der großen Risikofaktoren, die Krebs auslösen können.

Wir brauchen Salvestrole – Salvestrole brauchen bio

»Get out of the supermarket
whenever you can.«

Michael Pollan

Salvestrole schmecken meist etwas bitter und kommen als Phytoöstrogene oder fallweise auch mit den potenziellen Qualitäten von Antioxidantien vor – insbesondere in reifen Früchten, Gemüse und Kräutern in Bioqualität. Vor allem dunkle Trauben, Mandarinen, Blau- und Brombeeren, Brokkoli, Artischocken, Basilikum und Petersilie sind hervorragende Salvestrole-Lieferanten. Viele Heilkräuter wie Pfefferminze oder Kamille zeichnen sich ebenfalls durch einen hohen Salvestrole-Gehalt aus. Die höchste Konzentration liegt in den Fruchtschalen, Blättern, Samen und Wurzeln der Pflanze. Im Radicchio etwa konzentrieren sich die meisten Bitterstoffe in den weißen Teilen.

Reifes Obst und Gemüse, das viel Sonnenlicht gesehen hat, wild wächst oder von Bioäckern geerntet wird, hat die meisten Salvestrole. Die degenerierte moderne Ernährungsweise, die durchweg von den Lebensmittelkonzernen und ihrem satten Werbeetat bestimmt wird, ist allerdings arm an Salvestrolen. Vor allem deswegen, weil die konventionelle Landwirtschaft Fungizide und Pestizide einsetzt, die die Pflanzen daran hindern, überhaupt Salvestrole zu erzeugen. Die Pflanzen haben nämlich unter der Einwirkung der Schädlingsbekämpfungsmittel keinen zwingenden Grund mehr, sich selbst gegen gefährliche Bakterien, Viren oder Pilze zu verteidigen, wenn ihnen dieser Schutz künstlich aufgedrängt wird. Der inzwischen bedauerlicherweise weitverbreitete Salvestrole-Mangel ist auch darauf zurückzuführen, dass die guten alten und tendenziell bitter schmeckenden Obst- und Gemüsesorten durch Züchtungen verschwinden, da die Konsumenten überwiegend auf die süße Geschmacksrichtung fixiert sind. Aber vor allem bittere Gemüsesorten sind reich an Salvestrolen.

Zahlreiche Pflanzenneuzüchtungen, der überzogene Einsatz von Schädlingsbekämpfungsmitteln und eine verfrühte Ernte wegen langer Transportwege verdrängen also die wertvollen Anti-Krebs-Stoffe aus der Natur. Doch damit nicht genug: Weitere Salvestrole-Räuber sind die modernen Verarbeitungsmethoden der Lebensmittelindustrie, die die bitter-herben, trüben und salvestrol-reichen Bestandteile zugunsten des süßlichen Geschmacks und oftmals auch der schöneren Optik entfernen. Dazu nur ein Beispiel: Studien des Max-Rubner-Instituts in Karlsruhe weisen nach, dass naturtrüber Apfelsaft vorbeugend gegen Dickdarmkrebs wirken kann, geklärter Apfelsaft hingegen nicht. Für eine ausgewogene Ernährung sollten alle sechs Geschmacksrichtungen in einem Menü enthalten sein oder zumindest über die Tagesmahlzeiten verteilt werden: süß, sauer, scharf, salzig, herb, bitter. Diese Grundregel beherzigen die Küchen des Ayurveda oder der Traditionellen Chinesischen Medizin schon lange, wobei jeder Mensch seine individuellen Vorlieben für bestimmte Geschmacksrichtungen entwickelt, je nach Konstitution, Jahreszeit oder Gewohnheit.

Genforscher versuchen herauszufinden, inwieweit unsere Geschmäcker genetisch bedingt sein könnten. So bestimmen einige Varianten eines spezifischen Gens etwa darüber, wie wir Bitterstoffe schmecken: Manche Menschen nehmen Bitteres kaum wahr, andere wiederum extrem stark. Wie dem auch sei: Die Bitterstoffe in der Nahrung signalisieren einen kräftigen Salvestrole-Gehalt und tragen wesentlich dazu bei, dass nicht nur der Krebsabwehrmechanismus, sondern auch die Entgiftungsenzyme in unserem Körper aktiviert werden.

Salvestrole-Defizit – eine moderne Mangelerscheinung

Unsere Gene haben sich über viele Tausend Jahre hinweg entwickelt, in denen sich der Mensch seiner Umwelt und seinen Nahrungsquellen gut angepasst hat. Das Gen, das für den Abwehrmechanismus Salvestrole-CYP1B1 verantwortlich ist, dürfte zwischen hundertfünfzig und dreihundert Millionen Jahre alt sein. Offenbar sind wir heutzutage dabei, diesen bewährten Krebsschutz der Natur mit falscher Ernährung – dominiert von behandelten und stark verarbeiteten Nahrungsmitteln – lahmzulegen.

Die Zahl der Krebspatienten ist im Westen seit dem Zweiten Weltkrieg stetig angestiegen. Damals hat auch der Einsatz moderner landwirtschaftlicher Methoden mit neuen Chemikalien begonnen. Die zunehmend industrialisierten Nahrungsmittel verdrängten die naturbelassene Ernährung, Konsumenten griffen mehr und mehr zu weißem Zucker, raffiniertem Mehl und anderen verarbeiteten Nahrungsmitteln bis hin zu Fertigprodukten. Zudem hat die Selektion und Veredelung von Pflanzen in den vergangenen sechzig Jahren jene Sorten verdrängt, die reich an wertvollen Pflanzenstoffen, unter anderem an Salvestrolen, waren. Krebsforscher sehen in diesen nachteilig veränderten Essgewohnheiten einen möglichen Zusammenhang zwischen Ernährung und Krebs. Teilweise ist die steigende Zahl der Tumorerkrankungen allerdings auch darauf zurückzuführen, dass Menschen nunmehr wesentlich älter werden können. Noch im 19. Jahrhundert betrug die durchschnittliche statistische Lebenserwartung in Deutschland für Männer 35,6 Jahre, für Frauen 38,4 Jahre.

Sogar Konsumenten, die sich ausschließlich von Bioprodukten ernähren, können unter Umständen mit Salvestrolen unterversorgt sein. Nämlich dann, wenn sie Obst- und Gemüsesorten essen, die neueren Züchtungen entstammen und meist süßer schmecken als ihre Vorfahren. Da ökologische Neuzüchtungen noch nicht im großen Stil verfügbar sind, verwenden Ökolandwirte durchaus auch konventionelle Sorten, heißt es aus dem in Deutschland ansässigen Bund Ökologische Lebensmittelwirtschaft.

Die Salvestrole-Forscher hatten schon früh versucht, möglichst viele Salvestrole als Rohstoff für die Nahrungsergänzung zu bekommen. Dabei sind sie auf das Eden Project gestoßen, einen Ökologie-Park in Cornwall, dessen Mitarbeiter versuchen, alte und vergessene Pflanzenkulturen wieder aufleben zu lassen. Die Eden-Botaniker lieferten den Salvestrole-Forschern einige alte Bioapfelsorten aus Cornwall, die tatsächlich mehr sekundäre Pflanzenstoffe aufwiesen als konventionelle Äpfel aus dem Supermarkt. Eine dieser alten englischen Apfelsorten, die schon im 12. Jahrhundert angebaut wurde, heißt Pendragon. Sie enthält im Vergleich zu anderen konventionellen und Biosorten besonders viele Salvestrole.[4] Ein weiteres Beispiel ist die Tangerine, die kleinste Mandarinensorte. Anthony Daniels Team fand heraus, dass von fünfhundert Tangerinensorten nur fünf Arten als mögliche Salvestrole-Lieferanten für das Nahrungsergänzungsmittel in Frage kamen.

Eine große Portion Salvestrole, bitte!

Unsere Nahrung enthielt vor hundertfünfzig Jahren noch zwölf Milligramm Salvestrole täglich, heute sind es nur noch zwei Milligramm. Diese Menge beruht auf Schätzungen und liefert die Grundlage für das Punktesystem, mit dem die Salvestrol-Quantität angegeben wird. Die zwölf Milligramm von anno dazumal sehen die Forscher als das Minimum an, das für die wirksame Krebsbekämpfung durch Salvestrole gebraucht wird. Diese zwölf Milligramm entsprechen 100 Punkten, die zwei Milligramm in

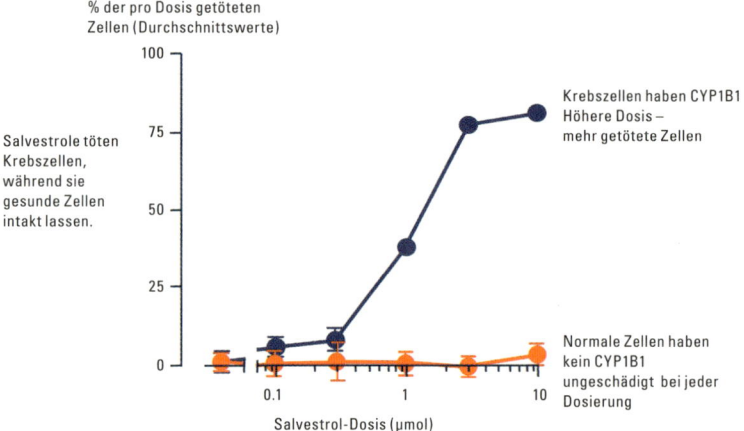

Dosierung von Salvestrol und seine Wirkkraft in menschlicher Zellkultur (Labor). Je höher die Salvestrol-Dosis, desto mehr Krebszellen werden getötet.

---

4   Die Resultate der Salvestrole-Forschung rund um die Apfelsorten wurden 2009 bei der jährlichen Konferenz der Royal Pharmaceutical Society of Great Britain präsentiert und später im »Journal of Pharmacy and Pharmacology« veröffentlicht. Weitere Forschungsarbeiten verschiedener Experten untermauern die Erkenntnisse der Salvestrole-Studie.

der modernen Ernährungsweise ergeben bestenfalls 17 Punkte. Für einen gesunden Menschen sind durchschnittlich 350 Salvestrole-Punkte täglich nötig, Krebspatienten brauchen entsprechend höhere Dosen.

Wer sein Risiko, an Krebs zu erkranken, reduzieren möchte, sollte also seine täglichen Speisen von biologischen, naturbelassenen Produkten dominieren lassen, genügend Sauerstoff durch Bewegung an der frischen Luft tanken, das Rauchen aufgeben[5] und auf das psychische Gleichgewicht achten. Wichtig ist zudem, dass mit der Nahrung auch alle anderen Vitalstoffe, wie etwa Vitamin C, Niacin (Vitamin B3), Biotin (Vitamin H), Eisen oder Magnesium und Selen aufgenommen werden. Sie verstärken die Wirkung der Salvestrole ebenso wie etwa Probiotika, die das Wachstum von Dickdarmkrebszellen hemmen können.

Die Salvestrole-Forscher stellen die gesunde Bioernährung in den Mittelpunkt der Krebsprävention und empfehlen zudem, vorbeugend zu Salvestrolen als Nahrungsergänzungsmittel zu greifen. Sie gehen davon aus, dass die moderne westliche Ernährungsweise, die von denaturierten Nahrungsmitteln geprägt ist, nicht genügend Salvestrole liefern kann, um Krebs vorzubeugen oder gar zu heilen. Biolebensmittel liefern wohl dreißig Prozent mehr Salvestrole als konventionelle Produkte, aber nicht genug, um einer bestehenden Krebserkrankung wirkungsvoll begegnen zu können.

Konventionelle Lebensmittelverarbeitung – zerstörte Salvestrole

Das Salvestrole-Team ist bei der Analyse Hunderter Früchte- und Gemüsesorten sowie Kräuterarten aus aller Welt auf den Zusammenhang zwischen Salvestrole-Mengen und ungünstigen industriellen Verarbeitungsmethoden gestoßen. So werden etwa beim Olivenöl jene natürlichen Substanzen herausgefiltert, die das Öl

---

5   Wer zwischen dem 25. und 34. Lebensjahr mit dem Rauchen aufhört, gewinnt zehn Jahre an Lebenserwartung, heißt es aus dem deutschen Krebsforschungsinstitut. Wer zwischen dem 55. und 64. Lebensjahr der Zigarette abschwört, gewinnt noch vier Jahre an Lebenserwartung.

trübe machen und es leicht bitter schmecken lassen. Dabei sind es gerade diese Stoffe, die viele Salvestrole enthalten. Die Forscher fanden heraus, dass nur das traditionell steingepresste Olivenöl mit einem hohen Salvestrole-Gehalt gesegnet ist: Die Reibung in der Steinpresse reißt nämlich die Haut der Oliven auf, in der die meisten Salvestrole stecken, die dann an das Öl abgegeben werden. Ein gutes pures Olivenöl aus dieser traditionellen Pressung schmeckt bitter und scharf. Viele Menschen halten diesen Geschmack allerdings für einen Makel; zu Unrecht, denn er verliert sich rasch, wenn das Öl zum Salat gegeben wurde, wie der deutsche Lebensmittelchemiker Christian Gertz weiß, der Labortests für Olivenöle entwickelt hat.

Ein weiteres herbes Beispiel sind gängige Marken von Cranberrysaft, aus dem bittere Stoffe und somit auch die meisten Salvestrole entfernt worden sind. Der nun süßer schmeckende Saft geht als zu hundert Prozent reines Naturprodukt an den Konsumenten, obwohl er durch die Verarbeitung beträchtlich an Vitalität verloren hat.

Die Salvestrole-Experten fanden auch heraus, dass sich etwa unbehandelte, pestizidfreie Orangen in China und Mexiko durch viele unterschiedliche Salvestrole-Arten auszeichnen. Diesen natürlichen Salvestrole-Mix produziert die Pflanze selbst, wenn sie dazu gezwungen ist, sich gegen verschiedene Krankheitserreger verteidigen zu müssen. Diese tummeln sich gern auf jenen Feldern, auf denen die natürliche Vielfalt der Gene von Tier-, Pflanzen-, Pilz- und Bakterienarten noch erhalten ist. Gerade diese Biodiversität ist es, die die tragfähige Grundlage aller Lebensvorgänge auf unserer Erde ausmacht. Dieses intelligente Zusammenspiel ist allerdings durch die moderne Landwirtschaft chronisch gefährdet oder schon unterdrückt worden. In der von der Monokultur dominierten konventionellen Landwirtschaft haben Pflanzen keine echten Chancen mehr, ausreichend ihre qualitativ hochwertigen Salvestrole-Mischungen zu produzieren. Die Anbaumethoden sind auf möglichst hohe Erträge ausgerichtet und auf die Lebensmittelproduktion der Konzerne abgestimmt, die durchweg reglementierte und standardisierte Einheitsware herstellen.

Neben den Produzenten scheint auch das Gros der Konsumenten ständig auf der Suche nach dem perfekt aussehenden Produkt zu sein; eine Bestrebung, die wiederum der Monokultur Vorschub leistet und den Salvestrolen schadet, die unter der Last der großzügig verbreiteten Pestizide, Fungizide und Herbizide verschwinden. Pflanzenschutzmittel, die etwa gegen Schimmelpilze wirken, senken den Salvestrole-Gehalt der Obst- und Gemüsesorten drastisch. Das gilt auch für biologisch abbaubare Pestizide.

Wie es besser geht, zeigen die Salvestrole-Forscher mit den Analysen jener Früchte, die von traditionell bewirtschafteten Bauernhöfen stammen, wo noch zahlreiche Sorten in einem Garten existieren dürfen. Das dort geerntete Obst weist viele verschiedene Salvestrole in relativ hoher Konzentration auf. Zudem trat auch hier klar zutage, dass diese Früchte bei bestimmten Pilzinfektionen ganz spezifische Salvestrole produzieren. Einen ebenfalls hohen Salvestrole-Gehalt hat generell jenes Obst, das optisch weniger ansprechend ist.

Wer also die kleinen, schorfigen, braun gepunkteten und vernarbten Birnen oder Äpfel aus dem Hausgarten verspeist, trifft eine gute Wahl für seine Gesundheit. Vernarbte Früchte sind zwar nicht sehr ansehnlich, haben aber besonders viele Salvestrole. Die Vernarbung zeigt nämlich, dass sich die Frucht schon einmal erfolgreich gegen Pilzbefall, Verletzungen durch Hagelkörner, Vögel oder Insekten verteidigt hat und genügend Lebenskraft besitzt, die sie an den Konsumenten weitergeben kann.[6] Anders die schimmligen Früchte: Sie sind nicht mehr bekömmlich, da sie sich offenbar nicht erfolgreich gegen Schimmelpilze wehren konnten.

Ein weiterer Hinweis für eine reichhaltige Portion Salvestrole ist vollreifes Obst. Die Ware, die im Supermarkt landet, wird oft vor der vollen Reifung geerntet und nimmt so der Pflanze die

---

6 In der Schweiz hat der Einzelhändler Coop im Sommer 2013 angekündigt, vermehrt optisch nicht einwandfreies Obst und Gemüse anzubieten. Dadurch solle die Ernte besser genutzt werden, heißt es. Dass sich so auch die Chancen auf mehr Salvestrole im Essen erhöhen, kann begrüßt werden.

Zeit, die sie für die Ausbildung der Salvestrole braucht. Das gilt auch für das Gemüse, wobei etwa kleinere Rote-Bete-Knollen mehr sekundäre Pflanzenstoffe haben als große. Der ökologische Anbau bringt im Gegensatz zu konventionellen Methoden öfter kleinere und unregelmäßigere Früchte hervor. Sie glänzen auch weniger als ihre konventionellen Konkurrenten, da sie nicht mit Konservierungsmitteln behandelt und aufpoliert wurden. Unbedenklich ist Bienenwachs oder das Wachs der brasilianischen Carnauba-Palme, das bei Biofrüchten als Schutzmittel verwendet werden darf, wenn es als solches deklariert wird.

Mehr Vitalstoffe haben generell auch kleinere, weniger hübsche Kartoffeln, die allerdings oft schon vor dem Verkauf aussortiert werden. Schwarze Flecken auf Kartoffeln sind aber kein Qualitätsmerkmal. Sie weisen vielmehr darauf hin, dass sie sich mit dem Pilz Rhizoctonia angesteckt haben und an der sogenannten Trockenfäule leiden.

Salvestrole als Nahrungsergänzungsmittel

Das Forschungsteam um Professor Gerry Potter hatte nach der Entdeckung des krebshemmenden Salvestrole-CYP1B1-Mechanismus auch jene Lebensmittel und Kräuter analysiert, denen traditionell gesundheitsfördernde Qualitäten zugeschrieben werden. Dabei fielen etwa Artischocken als sehr reichhaltige Salvestrole-Quelle auf: Dieses angenehm bitter schmeckende Gemüse hat durch seine zahlreichen verschachtelten Blätter eine besonders große Oberfläche und damit viel Platz für Salvestrole. Bis zu vier Prozent der getrockneten Artischockenmasse bestehen aus Salvestrolen.

Mitten in seinen Forschungen flatterte Professor Potter eine Werbebroschüre der Kräuterapotheke »The Herbal Apothecary« ins Haus, einer Firma im englischen Leicester, die unter anderem Artischockenextrakt anzubieten hatte. Potter machte bald darauf Bekanntschaft mit Anthony Daniels, dem Gründer der Herbal Apothecary. Dies markierte den Beginn der Salvestrole-Nahrungsmittelergänzung, die die Menschen heute unterstützen soll, ihre Salvestrol-Aufnahme tatsächlich ihren Bedürfnissen anzupassen.

Anthony Daniels, gelernter Ingenieur für Maschinenbau, gilt als Experte für umweltschonende Technologie und die Verarbeitung von Heilkräutern und Pflanzen mit neuen Methoden. Als heutiger Geschäftsführer der Salvestrol Natural Products, dem Entwickler der Salvestrol-Technologie im Vereinigten Königreich, hat er weltweit Vereinbarungen mit Lebensmittelfirmen, Kräuterproduzenten und Biolandwirten getroffen, um die besten Rohstoffe für seine Produkte zu erhalten. Das war ein fruchtbarer Boden, auf dem die Arbeit des Salvestrole-Teams gedeihen konnte. Teile der Einnahmen der Firma Natures's Defence Ltd. mit Sitz in Leicester, 2004 gegründet, fließen in die Salvestrole-Forschung.

Als Daniels ausgesuchte Rohstofflieferanten mit Bioware für sich gewinnen konnte, war eine große Hürde geschafft. Nun war sichergestellt, dass jede Salvestrole-Kapsel so viele Salvestrole enthält, wie sie von den Forschern als heilkräftig bestimmt werden konnte. Mittels einer schonenden Kohlendioxidmethode gelang es dann auch, die Salvestrole aus Obst und Gemüse zu extrahieren.

Salvestrol® ist seither ein eingetragenes Warenzeichen, aber keine allgemeingültige generische Bezeichnung für eine spezielle natürliche Substanz. Das Nahrungsergänzungsmittel Salvestrol besteht aus natürlichen extrahierten, also nicht synthetischen Salvestrolen, die aus Bio-Obst gewonnen werden. In den Vertrieb gelangt das Nahrungsergänzungsmittel mit Punkteangaben als Maßeinheit für den Aktivstoff anstatt der sonst üblichen Milligramm. Die Punkte sind dazu da, die Salvestrole-Mischungen mit ihren verschiedenen Einzelpotenzen zu standardisieren. Die Hersteller vertreiben auch Salvestrole-Salben als zusätzliche Behandlung gegen Hautkrebs und bei kleineren Hautverletzungen.

Eine gesunde Ernährung sollte verschiedene Salvestrole liefern, die je nach Art sehr unterschiedliche Potenzen haben und zusammen wie ein Netzwerk wirken. Die vorbeugend wirkende tägliche Mindestmenge ist mit 100 Punkten angegeben. Diese Quantität soll der geschätzten fiktiven Menge der vor ungefähr hundertfünfzig Jahren in Gemüse- und Obstsorten enthaltenen Salvestrole entsprechen.

Die Hersteller empfehlen zur Vorbeugung täglich ein bis zwei Kapseln vom Nahrungsergänzungsmittel Salvestrole Basic. Jede Kapsel enthält Salvestrole im Umfang von 350 Punkten. Die Kapseln haben in der empfohlenen Dosis keine Nebenwirkungen. Auch bei empfindlichen Personen kann erst ab circa 50 000 Punkten leichter Durchfall auftreten. In einem solchen Fall ist die Dosis zu reduzieren, die aber üblicherweise ohnehin nie diese Größenordnung erreicht. Schwangere und stillende Mütter sollten auf Salvestrole als Nahrungsergänzungsmittel verzichten, da es mit dieser Personengruppe noch zu wenige Erfahrungen gibt. Kinder unter vier Jahren sollten sie nur unter Aufsicht eines Arztes bekommen. Der Inhalt der Kapseln kann auch in Joghurt oder Pudding verrührt und so aufgenommen werden.

Wer Krebs mithilfe von Salvestrolen begegnen möchte, braucht die sehr stark konzentrierten Salvestrole-Kapseln. Patienten, die fallweise über 10 000 Punkte täglich einnahmen, hatten damit keine Probleme, heißt es aus der Forschung. Die Experten haben sogar eine afrikanische traditionelle Ernährung in Simbabwe ausfindig gemacht, mit der 16 000 Punkte täglich eingenommen werden. Eine wichtige Ingredienz ist dabei getrocknete Orangenschale, mit der die Frauen ihre Gerichte würzen.

Die Salvestrole-Produkte sind auch für Diabetiker geeignet. Sie sind frei von Gluten, Milchzucker, Soja, Konservierungsmitteln, synthetischen Farb-, Geruchs- und Geschmacksstoffen; die Kapseln enthalten fett- und wasserlösliche Salvestrole in verschiedenen Mischungen, etwa aus einem Mandarin-, Erdbeer- und Apfelextrakt. Diese Mixturen fallen je nach saisonaler Verfügbarkeit des Obstes unterschiedlich aus. Wer etwa das Produkt Salvestrol Professional 2000 im April 2013 gekauft hat, der bekam eine Mischung aus Trauben, Blaubeeren, Brombeeren und Bitterorangen geliefert. Die variable Zusammensetzung ändert nichts an der Wirkung der Salvestrole-Kapseln. Grapefruits sind allerdings tabu; sie enthalten Naringenin, ein Pflanzenstoff, der mit den CYP-Enzymen interagieren und damit die Wirkung beeinflussen könnte.

Da es außerhalb der einschlägigen Forschung noch keine Bluttests für das Enzym CYP1B1 gibt, kann eine exakte individuelle Dosis nicht angegeben werden, wohl aber einschlägige Erfahrungswerte, die den BMI der Patienten berücksichtigen. Sie stammen aus den praktischen Erfahrungen von Ärzten, Heilpraktikern und Patienten, die seit 2004 vorliegen.

gesunde Ernährung früher	100 Punkte
Vorbeugung heute	350 Punkte
Heilung einer akuten Krebserkrankung	4000 bis 6000 Punkte
Langfristige Genesung	2000 Punkte
bei starkem Übergewicht	50 % mehr
Kinder, 4 bis 10 Jahre	50 % weniger
Kinder, 1 bis 3 Jahre	nur auf ausdrückliche ärztliche Empfehlung

Die optimale Salvestrole-Dosierung

Idealerweise wenden sich Patienten, die sich für die Zusatztherapie mit Salvestrolen entscheiden, an einen Arzt oder Heilpraktiker, der mit der Materie vertraut ist. Die niederländische Stiftung OrthoKennis veranstaltet regelmäßig Salvestrole-Seminare in Deutschland, Österreich und der Schweiz, auf denen man sich informieren kann. Allgemeine Richtlinien zur Einnahme der Salvestrole-Nahrungsergänzung finden sich auf spezifischen Internetseiten, etwa www.naturepower.ch oder www.salvestrols.ca. Ärzte, die mit Salvestrolen arbeiten, können sich dort auf den neuesten Stand der Forschung bringen.

Die Hersteller empfehlen Salvestrole auch für Haustiere, insbesondere für Hunde, da diese das Enzym CYP1B1 in ähnlicher Weise produzieren, wie das bei Menschen der Fall ist. Hunde sollten eine Kapsel Salvestrol Professional 2000 pro 19,5 Kilo Körpergewicht bekommen. Der Inhalt der Kapsel wird am besten einmal täglich ins Futter gemischt. Bei Katzen können Salvestrole weniger ausrichten, da diese Tiere das CYP1B1-Enzym nicht auf die gleiche Art und Weise produzieren wie der menschliche Organismus.

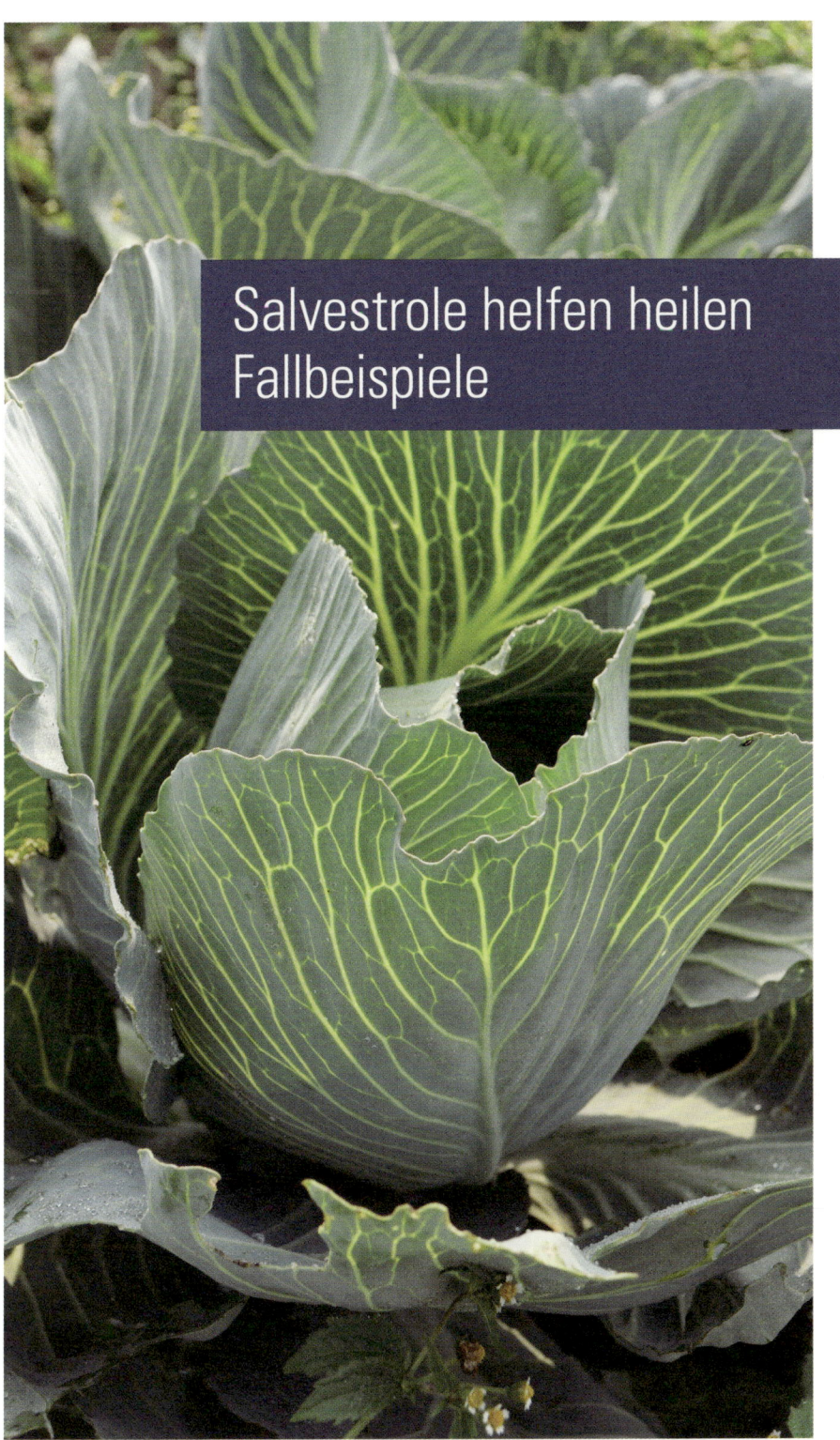

Salvestrole helfen heilen
Fallbeispiele

In den westlichen Industrieländern sind Krebserkrankungen in den letzten Jahrzehnten rapide angestiegen und gehören nunmehr zu den häufigsten Todesursachen. Rund 13 Millionen Menschen erhalten jährlich die Diagnose Krebs, über 7,5 Millionen von ihnen sterben an dieser schweren Krankheit. Die Welt-Krebsorganisation Union for International Cancer Control (UICC) geht davon aus, dass im Jahr 2030 bereits 26 Millionen Menschen weltweit krebskrank sein und mehr als 17 Millionen Menschen daran sterben könnten, wenn nicht wesentlich mehr Vorsorge getroffen wird.

Worin aber liegen die Ursachen? Was hat sich seit dem Zweiten Weltkrieg verändert? Ein Bereich ist auf jeden Fall die Landwirtschaft, die einen tief greifenden Wandel erfuhr. Die traditionell naturbelassene Ernährung wurde aus dem Alltag verdrängt und verarmte zugunsten des modernen westlichen Ernährungsstils mit seinem Novel Food, mit seiner Tiefkühlkost, den Fertigprodukten und Zusatzstoffen, die dem Konsumenten langfristig zum Schaden gereichen. In der Krebsforschung hat sich mittlerweile die Erkenntnis durchgesetzt, das sich bis zu 40 Prozent der Krebstodesfälle vermeiden ließen: durch einen ausgeglichenen Lebensstil, zu dem vor allem die gesunde Ernährung, das Nichtrauchen, Alkoholverzicht, genug Bewegung, wenig Sonnenbaden und die Vermeidung von Umweltgiften gehören.

Wie viele seiner Kollegen betont auch der Wissenschaftler und Salvestrole-Forscher Professor Dan Burke die Vorbeugung durch gesunde Ernährung. Wenn Antioxidantien nicht mehr in der Lage sind, geschädigte Zellen zu reparieren, beginnt der

Krebs zu wachsen. Oft bleibt er jahrelang unbemerkt, bis Symptome und Schmerzen auftreten. Jetzt geht es darum, den Krebs zumindest unter Kontrolle zu bringen: durch eine an Salvestrolen reiche Ernährung und Salvestrole als Nahrungsergänzungsmittel. Als Schotte hat Burke dafür einen Vergleich aus seiner Heimat parat: Bei den Hirschrudeln im Hochland werden immer wieder einige Tiere getötet, damit das Rudel nicht zu groß wird und weitere Schäden an der Umwelt verursacht. So kann auch mit den Krebszellen verfahren werden.

Ist die Erkrankung manifest geworden, können Salvestrole einen Versuch wert sein. Die Schulmedizin behandelt den Krebs ja meist mit Strahlen- und Chemotherapie. Die chemotherapeutischen Medikamente verhindern oder verzögern die Zellteilung. Diese Zytostatika wirken vor allem auf die Tumorzellen, die sich besonders schnell teilen, es werden aber auch sehr viele gesunde Zellen getötet. Dan Burke teilt die Annahme vieler Naturheilärzte, wonach sehr aggressive Therapien sogar kontraproduktiv ausfallen können und den Tumor erst recht zum Wachsen anregen. Zudem sind die Nebenwirkungen der schulmedizinischen Behandlungen meist sehr belastend. Auch wenn die Überlebensdauer von Krebspatienten angestiegen ist – in Österreich beispielsweise ist die Überlebenswahrscheinlichkeit, bezogen auf einen Zeitraum von fünf Jahren, in den letzten zwanzig Jahren von 43 Prozent auf 61 Prozent gestiegen –, stirbt in der westlichen Welt jeder vierte Patient an einem Tumor.

Fallbeispiele aus der Salvestrole-Forschung allerdings zeigen, dass entsprechende Nahrungsergänzungsmittel bei der Heilung von Krebskrankheiten durchaus hilfreich, wenn nicht sogar ausschlaggebend sein können.

Fallbeispiele für die Salvestrole-Therapie – Die erste Versuchsgruppe

Im Jahr 2007 hatten sich die ersten fünf Krebspatienten bereit erklärt, Salvestrole-Kapseln einzunehmen und an den entsprechenden Fallstudien teilzunehmen. Manche von ihnen haben sehr schnell positiv auf die Salvestrole reagiert, einige schon bei relativ geringen Dosierungen. Die betreuenden Forscher berichten, dass diese Patienten völlig gesund wurden. Fast alle hatten zusätzlich zur Einnahme der Kapseln ihre Ernährung auf biologische Produkte mit viel Obst und Gemüse umgestellt und ihr Pensum an körperlicher Bewegung erhöht.

Obwohl diese Fälle nur exemplarisch sind, gaben sie den Wissenschaftlern wichtige Anhaltspunkte. Im Zuge der weiteren Forschungen sind die frühen Salvestrole-Kapseln dann auch verbessert worden. Die Produktnamen in den Fallbeispielen decken sich daher auch nicht mit denen der modernen Salvestrole-Kapseln. Die neuen Formen unterscheiden nicht mehr zwischen wasser- und/oder fettlöslichen Salvestrolen. Das nötige Mischverhältnis ist in den neuen Produkten schon eingestellt. Eine Kapsel Salvestrol Basic mit 350 Punkten reicht für die Vorsorge aus. Die übliche therapeutische Dosierung für Krebspatienten liegt zwischen 4000 und 6000 Punkten pro Tag und richtet sich nach dem Body-Mass-Index (BMI) des Patienten, der sich aus Körpergröße und Gewicht errechnet. Patienten mit einem unterdurchschnittlichen BMI sollten eine Salvestrole-Mischung mit 4000 Punkten einnehmen, Patienten mit einem normalen BMI 5000 Punkte und Patienten mit einem überdurchschnittlichen BMI 6000 Punkte. Je nach Reaktion des Patienten kann die Dosierung weiter erhöht werden.

Fall 1 – Lungenkrebs trotz fataler Prognose geheilt

Ein 69-jähriger Mann erkrankte an einem nicht operablen Karzinom an der Lunge. Dort breitete sich ein sieben Zentimeter großer Tumor aus, die Lymphknoten waren stark geschwollen. Der Patient hatte zwar keine Schmerzen, kam aber zum Arzt, weil er beim Husten Blut spucken musste. In seinem Fall zogen die Experten weder Chemotherapie noch Bestrahlung in Betracht. Die ärztliche Prognose war ernüchternd: Der Patient hätte nur noch maximal 18 Monate zu leben, hieß es. Der Kranke trotzte dieser Hiobsbotschaft und stellte zuerst seine gewohnte Ernährung auf frisches Obst und Gemüse aus biologischem Anbau um; Fleisch, raffinierten Zucker und Milchprodukte strich er komplett von seinem Speiseplan. Dafür griff er zu Salvestrole-Kapseln und nahm davon zwölf Dosen à 350 Punkte täglich, also jene Menge, die seinem Körpergewicht entsprach. Das genaue Einnahmeschema bestand aus sechs Salvestrol-Professional-Kapseln (hydrophil, 350 Punkte pro Kapsel) und sechs Salvestrol-Gold-Kapseln (lipophil, 350 Punkte pro Kapsel) über den Tag verteilt nach den Mahlzeiten. Diese Salvestrole-Therapie wurde sechs Wochen lang durchgeführt.

Bereits eine Woche nach der Ernährungsumstellung und der Einnahme der Salvestrole-Nahrungsergänzungsmittel hatte der Patient keinen blutigen Husten mehr. Nach drei Wochen konnten die Ärzte überraschend die relativ ermutigende Diagnose »operabler Lungenkrebs« stellen. Sie untersuchten den größten Lymphknoten, der einen negativen Befund ergab. Schon sechs Wochen nach der ersten Einnahme der Salvestrole-Nahrungsergänzungsmittel entfernte der Chirurg den mittlerweile verkleinerten Tumor und einige verdächtige Lymphknoten; diese stellten sich dann als nicht kanzerös heraus. Nach der Operation reduzierte der Patient seine Salvestrole-Dosis auf sechs Kapseln täglich und aß weiterhin gesundes Gemüse und Obst.

Fall 2 – Betagte Frau von bösartigem Hautkrebs genesen

Eine 94-jährige Frau hatte ein derartig schweres Melanom am Fuß, dass sie nicht mehr gehen konnte. Auf der Haut zeigten sich große schwarze Flecken. Die konventionellen Behandlungen wurden durchgeführt, konnten aber nichts Wesentliches ausrichten. Die Chirurgen meinten zuerst, dass eine Hauttransplantation durchgeführt werden müsse, gaben aber zu bedenken, dass das Transplantat wohl nicht anwachsen würde, da die Frau schon so alt war. Das Melanom wurde nun als inoperabel eingestuft. Die Ärzte zogen auch eine Amputation mit anschließender Chemotherapie in Betracht, wollten diese aber nicht durchführen, da sie davon ausgehen mussten, dass die Patientin diesen schweren Eingriff nicht überleben würde. Nach all diesen Befunden wurde ihre Lebenserwartung auf nur zwei Wochen festgelegt.

Ihre Familie gab aber nicht auf und suchte nach einer alternativen Behandlung. Sie nahmen die Patientin wieder mit nach

Hause, wo sie eine gesunde Bioküche erwartete. Ihr Melanom ließ sie dreimal täglich mit Salvestrol-Gold-Creme, das fettlösliche Salvestrole enthält, behandeln. Zudem bekam die Frau Salvestrole-Kapseln, und zwar sieben Monate lang vier Salvestrol-Gold-Kapseln mit je 1000 Punkten. Danach nahm sie täglich vier Salvestrol-Gold-Kapseln mit je 350 Punkten. Ein konsultierter Arzt für Naturheilverfahren ergänzte die Behandlung durch eine entzündungshemmende Diät, die wenig Milchprodukte, kein rotes Fleisch, aber viel frisches Obst enthielt. Zudem bekam die Patientin unter anderem noch Reisproteine in Form eines Shakes, Fischöl, Quercetin, Kreuzkümmel-Kapseln und Vitamin C.

Die Bemühungen waren von Erfolg gekrönt: Nach wenigen Monaten war das Melanom so weit abgeheilt, dass die Frau den kranken Fuß wieder leicht belasten konnte. Die schwarzen Flecken auf ihrem Körper vergrößerten sich zumindest nicht mehr, und nach einigen weiteren Monaten konnte sie wieder die ersten Schritte machen. Nach rund einem Jahr war das Melanom verschwunden und der Fuß geheilt. Die Ärzte stellten zudem fest, dass ihr Immunsystem auffällig robust geworden war.

Fall 3 – Prostatakrebs zurückgedrängt

Ein 74-jähriger Mann erkrankte an Prostatakrebs. Eine Operation oder Strahlentherapie schlossen die Ärzte aus; der Patient bekam nun alle drei Monate eine Injektion mit dem synthetischen Hormon Leuprorelinacetat (Prostap®), mit dem er für den Rest seines Lebens behandelt werden sollte. Der Patient erfuhr von einem Verwandten, dass Salvestrole-Kapseln gegen Krebs helfen könnten, und begann mit der Einnahme des Nahrungsergänzungsmittels.

Täglich griff er zu zwei Kapseln Salvestrol Basic mit jeweils 350 Punkten. Nach einem halben Jahr ging es ihm besser, allerdings litt er infolge des synthetischen Hormons an Brustentwicklung, Haarausfall und Impotenz. Er wechselte den Arzt, da er in ein anderes Land zog, und erhöhte dabei auch die Salvestrole-Dosis mit Salvestrol Professional à 1000 Punkte und drei Kapseln Salvestrol Basic zu jeweils 350 Punkten. Der neue Arzt behandelte den Patienten weiterhin mit dem synthetischen Hormon.

Ein Jahr nach der ersten Diagnose zeigten die Laborwerte eine deutliche Verbesserung. Die Hormongabe wurde nun schrittweise reduziert. Nach sechs Monaten verbesserten sich die Laborwerte weiter und fielen auf den niedrigsten Wert bislang. Der Arzt konnte allerdings nicht recht glauben, dass allein mit dem synthetischen Hormon eine derartige heilende Wirkung erzielt werden könnte. Deshalb »gestand« ihm der Patient, dass er sich selbst auch mit Salvestrolen behandelte.

Von den Erfolgen ermutigt, stellte er nun auch seine Ernährung auf gesunde Kost um und begann mit einem Fitnessprogramm. Von den Salvestrolen nimmt er weiterhin täglich eine Kapsel Salvestrol Basic mit 350 Punkten. Die vierteljährliche Hormongabe ließ der Arzt auslaufen, zudem gab er zu verstehen, dass er nun auch einen anderen Patienten mit Salvestrolen behandeln würde.

Fall 4 – Brustkrebs überwunden

Eine 36-jährige Frau erhielt die Diagnose »aggressiver Brustkrebs«. Ein etwa vier Zentimeter großer Tumor war unter der rechten Brust und ein noch größerer in einem der Lymphknoten in der Achselhöhle aufgetreten. Die Ärzte schlugen der Patientin acht Chemotherapie-Behandlungen in dreiwöchigem Abstand vor. Anschließend war die Entfernung des Tumors, Strahlentherapie und die Einnahme von Tamoxifen geplant, das meist nach einer Brustkrebs-Chemotherapie als Medikament eingesetzt wird.

Vor der zweiten Chemotherapie erfuhr die Frau von Salvestrolen. Sie nahm nun täglich eine Kapsel Salvestrol Gold mit 1000 Punkten. Bald darauf ließen die starken Schmerzen nach und die Tumore verkleinerten sich. Derart hoffnungsfroh gestimmt, informierte sich die Patientin genauer über das Salvestrole-Konzept und stellte ihre Ernährung auf biologische Lebensmittel um. Auch für die tägliche Körperhygiene griff sie nun ausschließlich zu biologisch hergestellten Produkten, um die Aufnahme jener Substanzen zu reduzieren, die das CYP1B1-Enzym blockieren könnten. Es muss ungehindert funktionieren, damit es zusammen mit den Salvestrolen den Tumor bekämpfen kann.

Als die Tumore vor der dritten Chemotherapie verschwunden waren, erhöhte die Frau ihre Salvestrol-Dosis um eine zusätzliche Kapsel Salvestrol Professional mit 350 Punkten und brach schließlich die Chemotherapie ab. Bald darauf bekam sie wieder ihre Menstruation, vier Monate nach Abbruch der konventionellen Behandlung wuchsen auch ihre Haare wieder.[7]

Fall 5 – Blasenkrebs nach Jahren geheilt

Ein 55-jähriger Mann hatte Blut im Urin. Der Arzt diagnostizierte Blasenkrebs, der mit Hunderten kleinen Tumoren aufgetaucht war. Das karzinöse Gewebe wurde nun halbjährlich abgeschabt. Sechs Jahre lang ließ der Patient diese Prozedur über sich ergehen, bis er von den Salvestrolen erfuhr. Er begann, vier Kapseln täglich einzunehmen: eine Kapsel Salvestrol Gold à 1000 Punkte und drei Kapseln Salvestrol Professional à 1000 Punkte. Er blieb bei seiner gewohnten Lebens- und Ernährungsweise und nahm neben den Salvestrolen keine anderen Nahrungsergänzungsmittel. Fünf Monate später war der Mann frei von Krebs. Allerdings zeigte sich ein Jahr darauf ein Tumor in einer Niere, und er begann wieder mit der Einnahme von Salvestrolen. Die Salvestrole-Experten raten grundsätzlich dazu, den Salvestrol-Spiegel im Blut aufrechtzuerhalten. Denn auch wenn der Krebs offensichtlich verschwunden ist, können unentdeckte Metastasen noch immer ihr Unwesen treiben.

Schon diese ersten Fallbeispiele zur Salvestrole-Therapie zeigen, dass eine gesunde Ernährung bei der Krebsbekämpfung eine große Rolle spielt, um den Salvestrole-CYP1B1-Abwehrmechanismus und seine Co-Faktoren leistungsfähig zu halten. Dieser Mechanismus wirkt bei allen Krebsarten, egal welchen Ursprungs.

---

7   Auf der österreichischen Gesundheitsplattform www.netdoktor.at kursierte in der Community im Februar 2010 eine Frage einer Frau, der nach der Chemotherapie wohl wieder Haare nachwuchsen, allerdings nur in einer Achselhöhle. Folgender Rat wurde gegeben: »Würde Salvestrole nehmen, zur weiteren Vorbeugung und Gesunderhaltung der Zellen.«

Fallbeispiele für die Salvestrole-Therapie – Eine weitere Versuchsgruppe

Im Jahr 2010 haben weitere sechs Personen an Salvestrole-Studien teilgenommen. Dabei waren folgende Diagnosen vertreten: Brustkrebs, Leberkrebs, Dickdarmkrebs, zweimal Prostatakrebs und ein Lymphdrüsenkrebs. Alle sechs Patienten sind gesund geworden. Zwei dieser Fälle zeigen besonders deutlich, dass eine gesunde Ernährung viel zur Heilung beitragen kann.

Fall 1 – Brustkrebs geheilt

Eine fünfzigjährige Frau ging zu ihrem Hausarzt, weil sie im oberen Brustbereich Schmerzen verspürte und sich sehr müde fühlte. Die Diagnose Brustkrebs im dritten Stadium wurde durch eine Biopsie bestätigt, ein zweieinhalb Zentimeter großer Tumor hatte sich in der linken Brust gebildet. Die Frau lehnte eine chemotherapeutische Behandlung ab, stimmte aber einer Operation zu, die einen Monat nach der Diagnose durchgeführt werden sollte. In der Zwischenzeit bekam die Patientin das Medikament Tylenol®3, um die Schmerzen ertragen zu können.

Gleichzeitig mit der Diagnosestellung begann sie, Salvestrole-Nahrungsergänzungsmittel zu schlucken. Fünf Kapseln Salvestrol Professional mit 350 Punkten und fünf Kapseln Salvestrol Gold mit 350 Punkten täglich. Diese Dosierung mit insgesamt 3500 Punkten hielt sie drei Monate lang aufrecht. Neben der Salvestrole-Therapie begann die Patientin damit, sich vegan zu ernähren und täglich weitere Nahrungsergänzungsmittel einzunehmen: Biotin, Magnesium, Niacin, Kalzium, Eisen, Vitamin C und Selenium. Diese Vitalstoffe unterstützen als sogenannte Co-Faktoren die Anti-Krebs-Wirkung der Salvestrole. Zudem verschrieb sich die kranke Frau einem Bewegungsprogramm mit täglichen Spaziergängen und Yoga-Übungen.

Einen Monat nach der Diagnose war der Tumor weicher geworden und verkleinerte sich zusehends bis auf die Hälfte seines ursprünglichen Umfangs. Der Chirurg musste nur noch eine 1,3 Zentimeter große Geschwulst entfernen. Und es sollte noch besser kommen: Die Lymphknoten waren krebsfrei, das Blutbild wies normale Werte auf. Einen Monat nach der Operation unterzog sich die Frau schließlich einer dreißigtägigen Bestrahlungstherapie, als Vorsorgemaßnahme sozusagen.

Die Salvestrole-Therapie reduzierte sie auf sechs Kapseln täglich und kam damit auf 2100 Punkte. Acht Monate nach der Operation war die Patientin vollständig krebsfrei und weniger müde als bei Ausbruch der Krankheit. Weitere fünf Monate später war auch die Abgeschlagenheit fast vollständig gewichen. »Es ist davon auszugehen, dass die Tumorschrumpfung während des ersten Monats nach der Diagnose den Salvestrole-Nahrungsergänzungsmitteln, den Co-Faktoren, der Ernährungsumstellung und der körperlichen Bewegung zuzuschreiben ist«, so das Resümee der Salvestrole-Forscher.[8]

Fall 2 – Vom Leberkrebs genesen

Ein 73-jähriger alkoholkranker Koreaner mit einer Leberzirrhose und Lungentuberkulose bekam Leberkrebs, der im zweiten Stadium diagnostiziert wurde. Der Patient war schon stark abgemagert, als die drei Tumore entdeckt wurden: einer inmitten der Leber im kranken Gewebe und zwei weitere im gesunden Gewebe. Angesichts des schlechten Allgemeinzustandes und des Alters des Patienten schlossen die Ärzte eine Chemotherapie aus. Um den Leberkrebs zu verkleinern, wurde eine »hepatic artery embolisation« durchgeführt, eine minimalinvasive Methode, die den Blutfluss zum Tumor unterbindet. Einen Monat nach der Diagnose begann der Patient mit der Einnahme von Salvestrolen, in der Dosierung von insgesamt 4200 Punkten täglich. Nach vier Monaten wurde die Dosis auf 2100 Punkte reduziert. Zusätzlich bekam der Mann intravenös hohe Gaben Vitamin C. Zudem nahm er vier Monate nach der Diagnose Niacin ein. Die anfängliche Dosis betrug täglich 250 Milligramm und wurde nach einem Monat auf 500 Milligramm erhöht. Diese Behandlung zog der Patient fünf Monate lang durch. Die Ernährung veränderte er

---

8   Brian A. Schaefer, Hoon L. Tan, M. D. Dan Burke, Gerard A. Potter: Nutrition and cancer. Salvestrol case studies, Journal of Orthomolecular Medicine 22/4, 2007, Seite 1–6.

kaum, absolvierte aber ein tägliches Bewegungsprogramm mit Atemübungen, Meditation und Stretching. Elf Monate nach der ersten Salvestrole-Einnahme waren die Tumore verschwunden. Die Salvestrole-Forscher führen diesen Erfolg auf die Salvestrole und die Co-Faktoren Vitamin C und Niacin zurück, da der minimalinvasive Eingriff keine eigentliche kurative Methode sei. Der Patient selbst führt seine Heilung vor allem auf seine geistige Einstellung zurück: Vertrauen auf einen guten Ausgang und eine insgesamt positive Einstellung seien wichtig, um eine Krankheit überwinden zu können.

Fall 3 – Möglicher Darmkrebs und seine Heilung

Eine 64-jährige Frau suchte ihren Hausarzt auf, da sie sich schon seit drei Jahren krank fühlte. Sie klagte über Schmerzen im Bauch, die nach dem Essen besonders stark waren, zudem fühlte sie sich immer sehr müde. Ihr Appetit war minimiert, sodass sie untergewichtig geworden war. Gelegentlich war ihr so übel, dass sie sich übergeben musste, öfters entdeckte sie Blut im Stuhl, ihr Gesicht nahm eine grau-grüne Farbe an. Ihr Arzt vermutete Darmkrebs und empfahl ihr, sich genau untersuchen zu lassen.

Die Patientin nahm nun allen Mut zusammen und entschied sich gegen eine konventionelle Behandlung. Ohne sich überhaupt erst eine ärztliche Diagnose stellen zu lassen, begann sie, zwei Multivitamin-Präparate und Salvestrole-Kapseln zu nehmen. Die Dosis betrug täglich 3150 Punkte. Zudem legte sie sich regelmäßig Ölwickel auf den aufgetriebenen Bauch. Nach drei Wochen fühlte sie sich etwas besser, nach fünf Wochen war das auch für Verwandte und Freunde offensichtlich. Nach sieben Wochen hatte die Frau keine Bauchschmerzen mehr.

Erst drei Monate nach Beginn der Salvestrole-Therapie suchte sie ihren Arzt auf, um etwas über den Status quo der Krankheit zu erfahren. Der Arzt ließ keinen Test anordnen, sondern ging vielmehr von einer früheren falschen Diagnose-Vermutung aus. Vier Monate später hatte die Frau wieder ihr Normalgewicht. Eine privat finanzierte Ultraschalluntersuchung zeigte, dass sie keinen Krebs (mehr) hatte. Ab diesem Zeitpunkt nahm sie täglich nur noch 700 Salvestrole-Punkte mit den Salvestrol-

Gold-Kapseln zu je 350 Punkten. Sie ist überzeugt davon, dass die Salvestrole sie geheilt haben.

Fall 4 – Zum zweiten Mal Prostatakrebs

Ein 72-jähriger Mann erkrankte innerhalb von drei Jahren zum zweiten Mal an Prostatakrebs. Da er konventionellen Behandlungen nicht viel abgewinnen konnte, therapierte er sich selbst mit einem gesunden Ernährungs- und Bewegungsprogramm, dem Nahrungsergänzungsmittel Lycopene und dem Pollenextrakt Protaphil®. Diese Kur war vorerst erfolgreich, wie die regelmäßigen ärztlichen Untersuchungen zeigten. Nach drei Jahren allerdings veränderten sich die Laborwerte besorgniserregend. Um den Verdacht auf neuerlichen Prostatakrebs untersuchen zu können, wurde ein genetischer Test durchgeführt, der klar das PCA3-Gen zeigte, das im Prostatakrebsgewebe auftritt. Nach dieser Diagnose lehnte der Patient neuerlich die gängige schulmedizinische Behandlung ab und entschloss sich zu einer Salvestrole-Therapie plus weiteren Nahrungsergänzungsmitteln: Vitamin C, Co-Q10, Folsäure, Knoblauch, Lycopene, Zink, Cranberrys, Vitamin E und zwei weitere Multivitamin-Präparate ohne Eisen. Die Forscher konnten die Dosierungen allerdings nicht verifizieren, außer beim Salvestrol, von dem der kranke, aber dennoch körperlich und geistig agile Mann dreimal wöchentlich eine Kapsel Salvestrol Gold mit 1000 Punkten einnahm.

Nach drei Monaten zeigte ein weiterer Prostatakrebstest normale Werte. Ab jenem Zeitpunkt änderte der Patient die Salvestrole-Dosierung und nahm nun täglich eine Kapsel Salvestrol Gold mit 350 Punkten. Alle folgenden Untersuchungen konnten bestätigen, dass der Mann krebsfrei ist.

Fall 5 – Ein weiterer Fall von Prostatakrebs

Ein 79-jähriger Mann mit Diabetes, Nieren- und Herzproblemen hatte Prostatakrebs und nahm ab der Diagnose täglich fünf Kapseln Salvestrol Platinum zu je 1000 Punkten. Zusätzlich setzte er die Einnahme seiner gewohnten Nahrungsergänzungsmittel fort, unter denen auch Salvestrole-Co-Faktoren vertreten waren: Biotin (625 Mikrogramm), Niacin und Niacinamide (1145 Milligramm), Magnesium (606 Milligramm), Ascorbinsäure (3900 Milli- gramm), Eisen-Fumerat (20 Milligramm), Selenium (165 Mikrogramm), Vitamin D (800 I.E.) und Vitamin E (1200 I.E.). Der Patient blieb bei seiner gewohnten Ernährungsweise, ein Bewegungsprogramm zog er nicht in Betracht. Medikamente gegen Diabetes bzw. seine Nieren- und Herz-probleme nahm er weiterhin ein. Nach einem Monat begannen die kritischen Krebswerte zu sinken. Nach fünf Monaten fing er mit einer Hormontherapie an, bei der er eine anfängliche Injektion von 10,8 Milligramm Zoladex® bekam. Diese Behandlung wurde alle drei Monate wiederholt, um den Tumor am Wachsen zu hindern. Zudem nahm er täglich das Antiandrogen Casodex®, das die Wirkung der männlichen Sexualhormone hemmt, und zwar 50 Milligramm täglich drei Wochen lang. Im folgenden Monat stieg der Krebswert stark an, um dann stetig abzusinken, sodass die Ärzte keine weitere Behandlung anordneten. Der Patient reduzierte darauf die Salvestrole-Dosis auf 1000 Punkte täglich. Die Salvestrole-Forscher gehen in diesem Fall davon aus, dass die Salvestrole-Nahrungsergänzung und die Co-Faktoren dazu beigetragen hätten, dass der Mann relativ schnell gesund wurde und die Hormonbehandlung früher abgebrochen werden konnte.

Fall 6 – Heilung eines Hodgkin-Lymphoms

Bei einem 66-jährigen Mann, der sich einer Bypass-Operation unterziehen musste, wurden nach dem Eingriff abnormale Lymphknoten festgestellt. Ein Onkologe diagnostizierte einige Tumore, von denen ein paar drei Zentimeter Durchmesser hatten. Der Patient war stark abgemagert, hatte keinen Appetit, dafür aber Schmerzen im Nacken, im Magen und in den Lenden. Als Schmerzmittel bekam er Tylenol®. Die Diagnose lautete Hodgkin-Lymphom im dritten Stadium mit einer Überlebenschance von maximal zwei Jahren.

Einen Monat später begann der Patient mit einer Serie von chemotherapeutischen Behandlungen, die nach einem halben Jahr abgeschlossen waren. Bestrahlungen wurden keine gemacht.

Eine Tomografie zeigte eine leichte Verletzung an der Bauchspeicheldrüse, die sich aber als problemlos herausstellte. Die Tumore waren allerdings nicht kleiner geworden – im Gegenteil, sie zeigten Wachstumstendenzen. Die Ärzte ordneten nun keine weitere Behandlung an. Der Patient entschloss sich zur Salvestrole-Therapie mit den Salvestrol-Platinum-Kapseln mit je 1000 Punkten. Insgesamt nahm er 4000 Punkte täglich, 38 Tage lang. Er ernährte sich wie gewohnt und nahm bis auf die Salvestrole keine weiteren Nahrungsergänzungsmittel. Sein Appetit kehrte bald zurück und er begann zuzunehmen. Sein Onkologe untersuchte ihn erneut und stellte fest, dass die Tumore verschwunden waren. Nach neun Monaten war der Mann krebsfrei. Seine Heilung führt er auf die Salvestrole zurück.

Weitere Fallstudien mit Salvestrolen in unterschiedlichen therapeutischen Ansätzen

Die folgenden Fälle zeigen die breite Anwendungspalette der Salvestrole. Sie sind ein Indiz dafür, dass der ernährungstherapeutische Ansatz wesentlich zur Überwindung einer Krankheit beitragen kann. Die Patienten entschieden sich individuell für eine der folgenden Varianten:
– Ablehnung der konventionellen Behandlung zugunsten eines rein ernährungstherapeutischen Ansatzes
– Akzeptanz eines konventionellen Ansatzes mit Wechsel zu einem ernährungstherapeutischen Ansatz, nachdem der konventionelle Ansatz nicht zufriedenstellend war
– Teilweise Akzeptanz der konventionellen Therapie nach der ersten Diagnose, dann aber Ablehnung der konventionellen Therapie zugunsten eines ernährungstherapeutischen Ansatzes bei der zweiten Diagnose
– Gleichzeitige Akzeptanz der konventionellen Therapie und eines ernährungstherapeutischen Ansatzes

Die Diagnosen betrafen:
- Fall 1: Brustkrebs
- Fall 2: Plattenepithelkarzinom des Anus
- Fall 3: Chronische Lymphatische Leukämie
- Fall 4: Benigne Prostatahyperplasie (gutartige Vergrößerung der Prostata durch vermehrt auftretende Zellen, die sonst unauffällig sind)
- Fall 5: Primäres Peritonealkarzinom (Hautkrebs)

In den Fällen 1, 2 und 3 hatten die Patienten Salvestrole ohne gleichzeitige konventionelle Behandlung eingenommen. Ihre Krankengeschichte zeigt, dass sie sehr schnell auf eine relativ geringe Salvestrole-Dosis ansprachen: Im Fall 1 nahm die Patientin 1400 Punkte pro Tag und war nach einem Monat gesund. Im Fall 2 wurden 1000 Punkte täglich verabreicht, und der Patient war nach drei Monaten geheilt. Im Fall 3 wurden 2000 Punkte pro Tag eingenommen; die Heilung trat nach drei Monaten ein.

Fall 4 macht zudem deutlich, dass bestimmte Wirkstoffe meist mehrere Effekte haben können: Patienten mit Hautkrebs leiden auch unter einigen Symptomen, die ebenso bei Krebspatienten mit Prostatakrebs vorkommen. Im vorliegenden Fall konnten die Salvestrole-Kapseln diese Symptome lindern. Im Fall 5 nahm die Patientin täglich 6000 Punkte und war nach sieben Monaten genesen.

Fall 1 – Brustkrebs im ersten Stadium

Eine 76-jährige Frau entdeckte sechs Knoten in ihrer rechten Brust, als sie unter der Dusche stand. Zwei Biopsien machten klar, dass die Knoten bösartig waren und sich der Krebs im ersten Stadium befand. Die Patientin lehnte die angebotene medikamentöse Hormonbehandlung ab und begann mit einer dreiwöchigen Salvestrole-Kur, zu der ihr eine Freundin geraten hatte. Die tägliche Dosierung betrug 1400 Salvestrole-Punkte. Im Übrigen änderte die Patientin nichts an ihrem Lebensstil, sie nahm keine rezeptpflichtigen Medikamente und auch keine weiteren Nahrungsergänzungsmittel. Ihr Ernährungsstil war gewohnt ausgewogen, tägliche Spaziergänge gehörten schon lange zur Routine.

Nach zwölf Tagen Salvestrole-Therapie stellte die Frau bei einer Selbstuntersuchung fest, dass sich die Knoten zu verkleinern begannen und die Salvestrole keine Nebenwirkungen zeitigten. Nach drei Wochen spürte sie keine Knoten mehr. Einen Monat nach der Diagnose ordnete ihr Arzt eine CT und eine Mammografie an. Der Krebs war verschwunden. Nun nahm die Frau die Hormonbehandlung mit dem Aromatasehemmer Femara® an, der einen Rückfall verhindern sollte. Zwei Jahre lang zog sie diese Therapie durch und litt an Übelkeit und Schwindelgefühlen – Nebenwirkungen der Hormonbehandlung. Die Patientin brach diese Therapie dann ab und entschied sich wieder dafür, zu Salvestrolen zu greifen, da diese ohne Nebenwirkungen sind. Sie nimmt nun ein bis zwei Kapseln à 1000 Punkte täglich und fühlt sich erleichtert, gesund und zufrieden.

Fall 2 – Plattenepithelkarzinom des Anus

Ein 46-jähriger Mann bekam ein Plattenepithelkarzinom des Anus diagnostiziert und mit der folgenden Biopsie bestätigt. Sein Arzt schlug vor, das Karzinom mit einer Operation entfernen zu lassen. Der Patient lehnte das aber ab und bekam zu hören, dass ihm ohne Eingriff etwa noch drei Jahre Lebenszeit beschieden wären. Der Mann versuchte nun, seine Heilung selbst in die Hand zu nehmen, und begann mit einem mentalen Training, dass ihm Zuversicht vermitteln sollte. Zudem cremte er die kranke Körperstelle zweimal pro Woche mit Aldara®-Salbe ein, die die Immunabwehr stärken sollte. Das Krankheitsbild blieb unverändert, auch noch nach sieben Jahren. Eine neuerliche Diagnose mit Biopsie bestätigte das Karzinom. Wiederum lehnte der Patient eine Operation ab und setzte seine gewohnte Selbstbehandlung fort.

Drei Jahre nach der letzten Diagnose verschlimmerte sich das Karzinom, es traten häufiger Verletzungen am Anus auf, der Patient erwog nun einen chirurgischen Eingriff mit Laserstrahlen und kontaktierte dazu einen Spezialisten. Bevor er sich entscheiden wollte, begann er mit der Einnahme von Salvestrolen und einer Salbe mit natürlichem Borretschöl. Die Aldara®-Salbe setzte er ab. Drei Monate lang schluckte er täglich eine Salvestrol-Platinum-Kapsel mit 1000 Punkten und cremte sich zweimal täglich mit der Borretschsalbe ein. Sein mentales und körperliches Wellnessprogramm führte er beharrlich weiter durch, nahm dazu noch ein Multivitaminpräparat, aß viel Rohkost und trank grüne Gemüsesäfte. Sechs Wochen nach Beginn der Einnahme der Salvestrole-Kapseln waren die Läsionen am Anus kaum noch erkennbar. Nach drei Monaten galt er als geheilt. Eine Biopsie wurde vom Arzt abgelehnt, obwohl der Patient gern seine Heilung bestätigt wissen wollte.

Fall 3 – Chronische Lymphatische Leukämie

Eine achtzigjährige Frau suchte ihren Hausarzt auf, nachdem sich an ihrer linken Halsseite eine eigroße Geschwulst gebildet hatte. An einen Onkologen und einen HNO-Arzt weiter verwiesen, ließ sie eine Biopsie des Tumors machen, nach der es der Frau zusehends schlechter ging. Die Lymphknoten in der Leiste und Achselhöhle schwollen an, die Biopsie bestätigte die vermutete Diagnose: Chronische Lymphatische Leukämie. Bei dieser Krankheit stellen Experten unterschiedliche Prognosen: Von zwei Tagen bis zwei Jahren Überlebensdauer ist die Rede. Bei Patienten, die relativ spät die Diagnose erhalten, ist die Rate einer möglichen Spontanheilung sehr gering.

Die Patientin litt nun unter starken Schmerzen im Rachen und konnte deswegen nur schwer essen und schlafen. Sie begann abzunehmen. Der HNO-Arzt ließ das Geschwür an den Mandeln untersuchen. Die Biopsie legte nahe, dass es auf die Leukämie zurückzuführen sein. Als Therapie wurde eine Bestrahlung angeordnet. Als der Tumor auch noch auf der rechten Halsseite auftrat, erfuhr die Patientin von den Salvestrolen und begann mit einer dreimonatigen Behandlung, die aus zwei Salvestrol-Platinum-Kapseln mit 1000 Punkten täglich bestand. Sie lockerte ihren Lebensstil, reduzierte Verpflichtungen und aß mehr frisches Obst und Gemüse als gewöhnlich. Einen Monat nach Beginn der Salvestrole-Einnahme fühlte sie sich besser, die Tumore am Hals weichten auf und wurden kleiner. Den folgenden Strahlentherapie-Termin lehnte sie nun ab. Nach drei Monaten Salvestrole-Einnahme waren die Tumore verschwunden. Der überraschte

Onkologe konnte keinen Krebs mehr entdecken. Die Patientin brach daher die Salvestrole-Therapie vorübergehend ab, um sie nach einiger Zeit vorbeugend wieder aufzunehmen, mit einer Salvestrol-Platinum-Kapsel mit 1000 Punkten täglich. Sie hofft, mit ihrer guten Erfahrung anderen Leidensgenossen Mut machen zu können.

Fall 4 – Benigne Prostatahyperplasie

Ein fünfzigjähriger Mann bemerkte Veränderungen beim Harnlassen und kam deswegen zum Arzt. Eine digitale rektale Untersuchung zeigte, dass die Prostata stark vergrößert war. Es wurde eine benigne Prostatahyperplasie, also eine gutartige Vergrößerung der Prostata diagnostiziert. Die medikamentöse Therapie bestand aus einem niedrig dosierten Alpha-Rezeptorenblocker, der dreimal täglich einzunehmen war. Zudem riet der Arzt dem Patienten, am Abend nur wenig zu trinken. Nach einer Woche gingen die Symptome leicht zurück, der Harnstrahl wurde stärker, der nächtliche Harndrang geringer. Die anfängliche Verbesserung ging allerdings wieder zurück, nach vier Monaten medikamentöser Behandlung hatte der Patient morgens starke Kopfschmerzen. Er wusste, dass nun die Dosis erhöht werden würde, und begann sich für Alternativen zu interessieren. Er stieß auf das Salvestrole-Konzept und begann, täglich eine Salvestrol-Gold-Kapsel à 350 Punkte einzunehmen. Innerhalb eines Monats musste er nur noch einmal pro Nacht auf die Toilette, der Harnstrahl war wesentlich stärker geworden. Nach drei Monaten Salvestrol Gold ging der Mann zu Salvestrol Platinum mit 1000 Punkten täglich über. Er trank jetzt abends wieder mehr, ohne eine Verschlimmerung der Symptome erfahren zu müssen. Neben den Salvestrolen nahm er täglich ein Multivitaminpräparat, einen Vitamin-B-Komplex und die Vitamine C und D3. Er ernährte sich gesund und ausgewogen, möglichst mit Biolebensmitteln. Der Patient ist nun frei von den Symptomen. Anders als beim Alphablocker, sind ihm die Symptomverbesserungen durch die Salvestrole erhalten geblieben, zudem blieben die Kopfschmerzen aus.

Fall 5 – Primäres Peritonealkarzinom

Eine 57-jährige Frau ging zur Ärztin, weil sie einen stark geschwollenen Unterleib hatte. Zudem war sie appetitlos und sehr müde. Die folgende Untersuchungsserie führte zur Diagnose Peritonealkarzinom im dritten Stadium. Diese Krebsart ist zwar selten, aber sehr aggressiv und tritt mit Metastasen in den Eierstöcken auf. Die Patientin kommt aus einer Familie, in der Unterleibskrebs häufig war. Die Ärzte schlugen sechs Chemotherapie-Serien vor, die die Patientin auch annehmen wollte. Alle drei Wochen erhielt sie intravenös Paclitaxel und Carboplatin. Für die zwei Tage nach der Chemotherapie wurde zweimal täglich Ondansetron verabreicht, um der starken Übelkeit zu begegnen.

Gleichzeitig begann die Patientin mit einer Salvestrole-Therapie, angeleitet durch einen homöopathischen Arzt. Sie nahm drei Salvestrol-Platinum-Kapseln à 2000 Punkte täglich. Zusätzlich griff sie zu drei Astralagus-Kapseln pro Tag, einem Kräuterpräparat aus der Traditionellen Chinesischen Medizin. Die homöopathischen Arzneien bestanden aus Lachesis, Kalium Phosphoricum, Phosphoricum Acidum und Natrium Muriaticum. In den Pausen zwischen den Chemotherapie-Gaben ließ sich die Patientin mit Akupunktur behandeln, um den Appetit anzuregen. Sie meditierte täglich, ging spazieren und hielt sich zu einer positiven Sichtweise an. Sie verzichtete auf Kaffee und aß weniger Fleisch als früher, dafür griff sie öfter und regelmäßig zu Obst und Gemüse. Den Kaffee ersetzte sie durch grünen Tee.

Die Nebenwirkungen der Chemotherapie machten sich stark bemerkbar, so etwa Anämie, Appetitlosigkeit, Müdigkeit, Schwindel, Schlaflosigkeit, taubes Gefühl in Armen und Beinen, Blutergüsse, Übelkeit, Candida-Infektion im Mund, Mangel an Blutplättchen, Haarausfall. Um die Nebenwirkungen im Zaum zu halten, verordneten die Ärzte Bluttransfusionen.

Eine Woche nach Beginn der Chemo- bzw. alternativen Therapie ging die Unterleibsschwellung signifikant zurück. In der siebten Woche waren die Werte so auffällig gut, dass die Ärztin völlig überrascht war. Ähnliches hätte sie in ihrer Laufbahn noch nicht erlebt. In der zwölften Behandlungswoche unterzog sich die Patientin einer Operation, bei der der Tumor nahezu vollständig entfernt wurde. Die Chemotherapie-Dosis wurde um ein Fünftel reduziert. Die Frau litt aber weiterhin an den Unterleibsschmerzen. In der 29. Woche war die Patientin krebsfrei. Sie glaubt, dass die Salvestrole und die übrige alternative Behandlung maßgeblich an ihrer Genesung beteiligt waren.

Das jüngste Fallbeispiel

Dieses Beispiel, publiziert im Frühjahr 2013, betrifft einen Mann mit Blasen-, Nieren- und Bauchspeicheldrüsenkrebs. Der 61-jährige Patient konsultierte seinen Hausarzt, als er Blut im Urin, geschwollene Knöchel und eine Pilzinfektion an seinen Nägeln feststellte. Zuvor war er immer gesund gewesen, abgesehen von einer Sepsis nach einer Knieoperation vor achtzehn Jahren. Die Therapie bestand nun aus Antibiotika, dazu kamen regelmäßig Ultraschall und Blasenspiegelungen. Nach sieben Monaten wurde der Blasenkrebs entdeckt und zwei Monate später ein zwei Zentimeter großer Tumor entfernt und der Patient medikamentös behandelt. Der Chirurg bemerkte auch Gewebsveränderungen an der Niere. Regelmäßige Blasenspiegelung und Magnetresonanz-Therapie wurden angeordnet. Sieben Monate nach der Operation trat der Bauchspeicheldrüsenkrebs zutage, der Tumor war nach sechs Wochen 40 Millimeter groß. Der Onkologe teilte dem Patienten mit, dass er nur noch zwischen zehn und zwanzig Wochen zu leben habe.

Über einen Kollegen erfuhr der Patient in dieser Lage von den Salvestrolen und begann zwei Wochen nach der Diagnose mit der Einnahme des Nahrungsergänzungsmittels, täglich 4000 Punkte. Dazu nahm er täglich 500 Milligramm Vitamin C, eine Fischöl-Kapsel und eine Nachtkerzenöl-Kapsel. Seine Ernährung änderte der Patient kaum, auch wenn er etwas mehr Biolebensmittel aß als sonst. Körperliche Betätigung gehörte schon länger zu seiner Routine. Zwei Monate nach der ersten Magnetresonanz-Sitzung begannen der Bauchspeicheldrüsen- und der Nierentumor leicht zu schrumpfen, ein halbes Jahr nach der ersten Salvestrole-Einnahme waren beide Tumore verschwunden. Der Patient reduzierte die Salvestrole-Dosis auf die Hälfte, dafür aß er mehr Biolebensmittel und behandelte den Nagelpilz mit Salvestrole-Salbe. Ein Jahr nach der Diagnose »krebsfrei« gab der Mann an, sich sehr wohl zu fühlen, auch der Nagelpilz war verschwunden. Vor der nächsten routinemäßigen MRT und Blasenspiegelung erhöhte der Mann die Salvestrole-Dosis schrittweise auf 4000 bzw. 6000 Punkte. Die Untersuchung bestätigte, dass er keinen Blasen-, Nieren- und Bauchspeicheldrüsenkrebs mehr hatte.

Salvestrole bei weit fortgeschrittenem Krebs

Die Fallbeispiele mit glücklichem Ausgang zeigen, dass mit den verschiedenen ernährungstherapeutischen Ansätzen und dem Salvestrole-Nahrungsergänzungsmittel Krebserkrankungen wirkungsvoll zu begegnen ist. Je früher mit dieser Behandlung begonnen wird, desto besser. Fallstudien, die zeigen, dass eine Salvestrole-Therapie nicht effizient war, wurden noch nicht verfasst. Es gibt solche Fälle allerdings und die Forscher beabsichtigen, darüber zu berichten, auch wenn es schwierig scheint, dafür eine gute Datenlage zu bekommen. Laut dem Salvestrole-Experten Brian A. Schaefer greifen Patienten nämlich meist erst dann zu alternativen Therapien, wenn die konventionellen Methoden nicht helfen. Das bedeutet auch, dass seit Ausbruch der Krankheit viel Zeit vergangen ist und die Patienten in einem relativ kritischen Zustand sind. Auch alternative Behandlungen können dann schwer greifen und der Krebs ist schon so weit fortgeschritten, dass diese Patienten oft sterben.

Die Wissenschaftler untersuchen in solchen Fällen vor allem die Rolle des Enzyms CYP1B1, seine Varianten, Hemmfaktoren und die Quantität. Sie gehen der Frage nach, ob es bis dato unbekannte Faktoren gibt, die die Funktion dieses wichtigen Enzyms beeinflussen. Forschungen zum Stoffwechsel des Salvestrol S55 sind in dieser Hinsicht vielversprechend. So zeigt sich, dass das enzymatische Profil von sehr weit fortgeschrittenem Krebs anders aussieht als jenes einer Tumorerkrankung im Anfangsstadium. Dem Salvestrol S55 dürfte dabei eine besonders wichtige Anti-Krebs-Funktion zukommen. Es wird nämlich nicht nur vom Enzym CYP1B1, sondern auch von weiteren Enzymen, die nur in fortgeschrittenem Krebsgewebe vorkommen, in einen Anti-Krebs-Stoff umgewandelt.

Wer mit der Diagnose Krebs an Fallstudien mit Salvestrolen teilnehmen möchte, kann sich per Formular auf der Homepage der Stiftung OrthoKennis anmelden (www.orthokennis.de). Die dort Verantwortlichen versichern, dass die erhobenen Informationen vertraulich behandelt und für eine mögliche Publikation aufbereitet werden, sodass auch andere krebskranke Menschen davon profitieren können. Die Veröffentlichung erfolgt anonym.

Salvestrole gegen andere Leiden

Weitere Krankheiten, bei denen Salvestrole hilfreich sein können, sind unter anderem Bluthochdruck, Autoimmunkrankheiten wie Gelenks- oder Darmentzündungen und die Schuppenflechte (Psoriasis). Diese Leiden sind gewissermaßen überzogene Reaktionen des Immunsystems gegen das Körpergewebe, das irrtümlich als Fremdkörper bekämpft wird. Die Folge sind Entzündungen, die die jeweiligen betroffenen Organe schädigen, was vor allem bei älteren Patienten häufig vorkommt. Einige von ihnen, die Salvestrole als Nahrungsergänzungsmittel nahmen, berichteten, dass sich diese zusätzlichen Symptome abschwächten, vor allem bei Arthritis. Untersuchungen, die diesen möglichen Zusammenhang wissenschaftlich erhärten sollen, sind im Gange.

Bei Colitis ulcerosa, einer chronischen Entzündung der Darmschleimhaut, gelten etwa Tabak- und Alkoholkonsum sowie das Titandioxid als Verursacher. Titandioxid ist ein Nahrungsmittelzusatz, der als E171 deklariert ist und in Zahnpasta, Kaffeeweißer, Dragees und Kaugummi vorkommen kann. Eine Abschwächung der Symptome ist durch eine Ernährungsumstellung möglich, die Einnahme von Mikronährstoffen wie Eisen, Vitaminen, Magnesium, Calcium usw. und – Sie haben es erraten – Salvestrole.

Dass Salvestrole auch gegen Schuppenflechte helfen, wurde bei der Behandlung von Krebspatienten beobachtet. Salvestrole schützen zudem vor Candida albicans, einer Pilzinfektion, die auch im gesunden Körper auftreten kann. Erst bei geschwächtem Immunsystem vermehrt sich der Pilz so stark, dass Verdauungsprobleme und Hautausschläge auftreten. Antibiotika wirken nur kurzfristig – der Pilz kommt wieder. Vegetabile Biofrischkost und Salvestrole sind eine gute Alternative: So wie Salvestrole die Pflanze ganz natürlich vor Angreifern schützen, können sie auch Menschen vor Pilzinfektionen bewahren. Im Gemüse oder Obst werden die Salvestrole hoch aktiv, wenn Pilze, Viren oder Bakterien bedrohlich werden.

Kritik an Salvestrole-Nahrungsergänzungsmitteln

Dr. med. Alexander Michalzik kritisiert auf www.doc-blog.de das Nahrungsergänzungsmittel Salvestrole als zu wenig transparent in seiner Zusammensetzung. Damit laufe der Konsument Gefahr, einen »Gemüsemix« teuer zu erstehen. Die unterschiedliche Zusammensetzung in den Produktchargen würde Vergleiche oder Voraussagen anhand von Erfahrungsberichten erschweren. Es müssten die Einzelstoffe genauer analysiert werden, fordert Michalzik. Dr. Brian A. Schaefer, Mitarbeiter im Salvestrole-Forschungsteam, hält dem entgegen, dass bei der standardisierten Herstellung der Salvestrole-Kapseln Menge und Wirkung der Salvestrole auf dem bestimmten erwünschten Niveau gehalten werden können, egal bei welcher saisonalen Zusammensetzung der Rohstoffe.

Das zuerst entdeckte Salvestrol, das Resveratrol, ist auch als Nahrungsergänzungsmittel auf dem Markt und wird wiederum von Dr. Michalzik empfohlen. Resveratrol ist – wir erinnern uns – ein Salvestrol und ein natürliches Fungizid, das vor allem in roten Trauben, Erdnüssen, Pflaumen, Tomaten, Pinienkernen und Mandarinen vorkommt. Es wirkt antioxidativ. Seine krebshemmende Wirkung kann sich allerdings nur in relativ geringen Dosen entfalten. In höherer Dosierung blockiert es das Enzym CYP1B1, das für die Bekämpfung der Krebszellen unabdingbar ist. Wenn die wirkungsvolle Dosierung über 200 Milligramm schrittweise weiter erhöht wird, werden immer weniger Krebszellen abgetötet.

Salvestrole-Trainingsprogramme für Ärzte und Heilpraktiker

Ein Trainingsprogramm für Ärzte und Heilpraktiker, die mit Salvestrolen behandeln wollen, stammt von der Herstellerfirma Nature's Defence. Das Training befähigt den Therapeuten unter anderem zu Folgendem:

- Er erkennt, wann eine Behandlung mit Salvestrolen angebracht ist.
- Er lernt jene Faktoren kennen, die die Wirkung der Salvestrole beeinflussen.
- Er kann seinen Patienten jene Diät empfehlen, die die Behandlung mit Salvestrolen ergänzt.
- Er lernt die Grundlagen der Salvestrole-Forschung kennen.

Der Therapeut weiß nach Abschluss des Programms en detail,

- dass Salvestrole eine wissenschaftlich bewiesene Anti-Krebs-Wirkung haben.
- dass Salvestrole Pflanzenstoffe bzw. Nahrungsergänzungsmittel sind und kein lizenziertes Medikament.
- dass Salvestrole gemeinsam mit gesunder Biokost am meisten bringen.

Ärzte und Heilpraktiker, die das Trainingsprogramm absolviert haben, erhalten ein Zertifkat. In Kanada können sie als »mit Salvestrolen behandelnde Ärzte« in Erscheinung treten, und zwar auf der Internetseite www.salvestrol.ca. Die niederländische Stiftung OrthoKennis veranstaltet Salvestrole-Seminare mit Professor Dan Burke unter anderem in Deutschland, der Schweiz und in Österreich. Er wünscht sich für künftige Qualitätskontrollen ein Salvestrole-Modul in der medizinischen Ausbildung. Gleichzeitig betont er, dass die Erfahrung in der Behandlung mit Salvestrolen das Wichtigste ist. (Seminarprogramme und Anmeldungen sind auf der Homepage der Stiftung OrthoKennis www.orthokennis.de zu finden.)

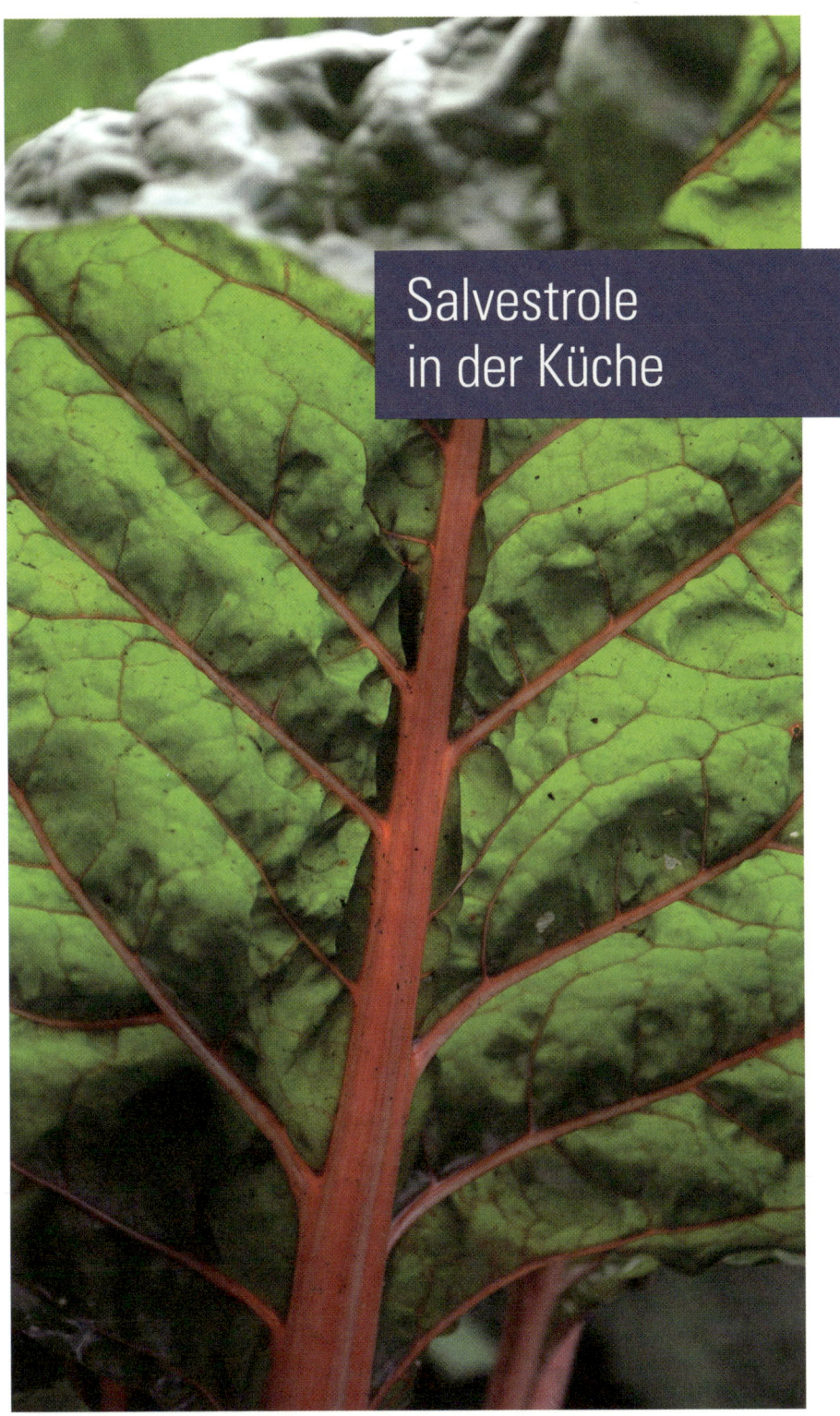

Salvestrole
in der Küche

Auch wenn sich im Krankheits- wie im Vorbeugungsfall eine Einnahme von Salvestrole-Kapseln empfiehlt, sind ausgewogene Essgewohnheiten wesentlich. Die gesunde, krebsvorbeugende Ernährung braucht neben den Salvestrolen viele Vitamine und Mineralstoffe, unter anderem die Vitamine C, E, B3 und H, Eisen, Magnesium und Phosphor. Früchte, Gemüse und Kräuter mit besonders vielen Salvestrolen, Vitaminen und Mineralstoffen stehen in der folgenden Tabelle. Diese Angaben beruhen auf den Analysen von Natures's Defence, der Herstellerfirma der Salvestrole-Nahrungsergänzungsmittel.

Blaubeeren	Biotin H	Eisen	Vitamin C		
Feigen		Eisen		Magnesium	Niacin B3
Himbeeren	Biotin H		Vitamin C	Magnesium	
Basilikum		Eisen	Vitamin C	Magnesium	Niacin B3
Minze		Eisen	Vitamin C	Magnesium	Niacin B3
Petersilie		Eisen	Vitamin C	Magnesium	Niacin B3
Avocado	Biotin H	Eisen	Vitamin C	Magnesium	Niacin B3
Mangold	Biotin H	Eisen	Vitamin C	Magnesium	Niacin B3
Erbsen	Biotin H	Eisen	Vitamin C	Magnesium	Niacin B3
Grüne Bohnen	Biotin H	Eisen	Vitamin C	Magnesium	Niacin B3

Die rot-grüne Diät

*»Man soll dem Leib etwas Gutes bieten, damit die Seele
Lust hat, darin zu wohnen.«*

Winston Churchill

Eine Ernährung, die reich an natürlichen Salvestrolen ist, bekennt Farbe: Sie ist vornehmlich vegetarisch und wird von grünen Gemüse- und roten Obstsorten sowie Küchenkräutern dominiert, alles in Bioqualität. Ausgewiesene »Salvestrole-Bomber« sind: Artischocke, Bohne, alle Kohlsorten, Spargel, alle Blattgemüse, Brunnenkresse, Rauke (Rucola), Salatgurke, Paprika, Sojasprosse, Wildmöhre, Sellerie, Spinat, Kürbis, Zucchini, Aubergine, Olive. Unter den Obstsorten sind folgende hervorzuheben: Weintraube, Ananas, Pflaume, alle roten Beeren (Erdbeeren, Johannisbeeren, Maulbeeren, Heidelbeeren, Preiselbeeren), Apfel, Mandarine, Orange, Zitrone, Birne, Melone, Mango, Pfirsich und Feige. Dazu Rosmarin, Basilikum, Mariendistel, Thymian, Salbei, Löwenzahn, Rooibos, Wegerich, Hagebutte, Weißdorn, Kamille, Odermennig, Zitronenverbene.

Mit Salvestrolen punkten

Um genügend Salvestrole auf die Teller zu bringen, haben die Forscher das Punktesystem entwickelt, von dem bereits die Rede war. Die empfohlene Salvestrole-Mindestmenge beträgt täglich 100 Punkte, zur Vorbeugung von Krankheiten 350 Punkte. Für bereits erkrankte Personen erhöht sich die Punktezahl auf bis zu 4000 Punkte und mehr.

Das Salvestrole-Forschungsteam um Professor Gerry Potter hat Rezepte zusammengestellt, die die tägliche natürliche Salvestrole-Dosis sicherstellen sollen. Die Grundlage dafür sind insbesondere grüne Gemüsesorten bzw. Kräuter und reifes rotes Obst aus biologischem Anbau. Als Rechenbeispiel hier ein einfaches Rezept für eine Portion:

Man nehme drei gewaschene Karotten, dünste sie leicht mit Olivenöl und richte sie mit Honig und frischer Minze an. Dieses Rezept ergibt gut 5 Salvestrole-Punkte, wenn die Karotten, die

Minze und das Olivenöl aus konventioneller Landwirtschaft stammen. Sind sie hingegen in Bioqualität, erhöht sich die Punkteanzahl auf 15. In der Praxis ist es also sinnvoll, seine Ernährung auf Bioprodukte umzustellen.

Tipps zur optimalen Ernährung mit Salvestrolen

Das A und O der gesunden Küche sind hochwertige Lebensmittel: Sie sollen frisch, vollwertig und abwechslungsreich sein. Nur solche Lebensmittel haben viel Lebensenergie, die Körper und Geist aufbauen, die aggressiven freien Radikalen fangen und genügend Salvestrole zur Verfügung stellen.

Nahrungsmittel aus kontrolliert biologischem Anbau aus der Region sind fast ideal; Biogemüse und Obst aus dem eigenen Garten die beste Wahl. Trockenfrüchte sind ebenfalls willkommen, solange sie nicht chemisch behandelt wurden. Tiefkühlware, Fertigprodukte und Konserven hingegen sind äußerst ungünstig, da sie eine verminderte Lebensenergie haben. Wann immer möglich, sollten Sie auf Nahrungsmittel verzichten, die lange Transportwege hinter sich haben; wenn Sie exotische Gewürze, Palmzucker, Kokoscreme und Ähnliches kaufen, schätzen Sie diese als kostbare Genussmittel.

Die Deutsche Gesellschaft für Ernährung empfiehlt täglich fünf Portionen Gemüse und Obst: frisch, roh oder kurz gegart bzw. als Saft. »Da der Mensch neben seinem Naturwesen auch ein Kulturwesen ist, kann er sowohl rohe als auch schonend erhitzte Kost essen«, sagt Claus Leitzmann vom Institut für Ernährungswissenschaft der Universität Gießen. Rohes Obst und Gemüse sollte am Abend nicht mehr auf den Teller kommen, da sie von vielen Menschen zu dieser Zeit nicht mehr vollständig verdaut werden und Gärungen und Blähungen verursachen können. Die gut verträgliche Rohkostmenge ist individuell und richtet sich nach Verdauungskraft, Konstitution und Lebensalter.

Zu beachten gilt, dass Vitamine und sekundäre Pflanzenstoffe mehr oder weniger hitzeempfindlich sind. Das Gemüse sollte deshalb schonend über Dampf oder im Ofen gegart oder im Wok zubereitet werden. Auch leichtes Dünsten ist akzeptabel, allerdings nur mit wenig Wasser, sodass keine Kochflüssigkeit weggegossen werden muss. Die Salvestrole sind zwar relativ hitzebeständig, allerdings laugt sie Kochwasser aus und setzt ihre biologische Aktivität herab. Sollte Koch- oder Blanchierwasser übrig bleiben, verwenden Sie es für Suppe oder Saucen.

Lassen Sie sich auch von anderen Kulturen inspirieren: Die traditionellen Küchen Asiens und insbesondere Chinas haben nicht nur schmackhafte, sondern auch farblich schöne Kombinationen hervorgebracht, die zugleich gesundheitsfördernd sind. Die Farben entstehen durch die sekundären Pflanzenstoffe. Wer eine gut gemischte Farbpalette mit reifem Obst und Gemüse auf den Teller bringt, kann täglich bis zu zehntausend verschiedene sekundäre Pflanzenstoffe und dabei auch jede Menge Salvestrole, aufnehmen. Bevorzugen Sie Gemüse, das oberhalb der Erde wächst: Es enthält mehr Biophotonen (Lichtanteile), die den Stoffwechsel auf der molekularen Ebene steuern.

Da Salvestrole gern in den Schalen sitzen, sollten Sie Äpfel oder Birnen nicht schälen. Bei bestimmten Gemüsesorten, wie etwa Brokkoli oder Salatgurke, sichern Sie sich mehr Salvestrole, wenn Sie auch ein paar Blätter bzw. die Schale mitverwenden. Frisch nach der Ernte gegessen, haben Obst und Gemüse die meisten Salvestrole. Doch richtig gelagerte Lebensmittel behalten einige Zeit ihre Vitalstoffe und sekundären Pflanzenstoffe.

Jüngste Forschungen der Rice University in den USA haben ergeben, dass Gemüse und Obst auch Tage nach der Ernte sehr lebendig sein kann. Ihr Stoffwechsel lässt sich noch immer von den Tageszeiten und dem Licht beeinflussen. Bei richtiger Lagerung schaffen es wohl auch die Salvestrole unbeschadet auf den Teller. So wurde bei Kohl nachgewiesen, dass er auch nach der Ernte sekundäre Pflanzenstoffe produziert – sofern er wechselnden Lichtbedingungen ausgesetzt ist. Im Labor hat geernteter Kohl bei wechselndem Lichteinfluss von hell und dunkel weiter Abwehrstoffe produziert – und das bis zu einer Woche lang. Die Forscher haben auch Salat, Spinat, Karotten, Zucchini und Süßkartoffeln unter die Lupe genommen, mit dem Resultat, dass diese Pflanzen bei »Lichtlagerung« robuster wurden.

Rezepte mit Salvestrolen

Die folgenden Rezepte gelten für 1 Person.

Orangenmarmelade (35 Salvestrole-Punkte)
Zitrusfrüchte wirken antioxidativ und entgiftend.[9] Die Schalen von Mandarinen, Zitronen und Orangen sind besonders reich an Salvestrolen. Sie sollten daher am besten immer abgerieben und für Kompott, Saucen und Ähnliches verwendet werden. Aus den getrockneten Schalen lässt sich auch ein aromatischer Tee zubereiten, aus der frischen Schale die aromatische Orangenmarmelade:

1 große Bio-Orange
⅛ l Wasser
50 g Palmzucker oder Birkenzucker (Xylit)
¼ TL Agar-Agar

Den Saft der Orange auspressen. Die Schale sehr fein schneiden. Wasser, Zucker, Schale und Saft 5 Minuten köcheln lassen.
Das Agar-Agar mit wenig Wasser anrühren und in die Mischung rühren. 1 Minute weiterkochen.
Die Marmelade in ein sauberes Glas füllen und den Deckel zuschrauben. Sobald die Masse nach 30 bis 45 Minuten fester wird, etwas schütteln, damit sich die Orangenschale nicht am Boden festsetzen kann.
Variation: Nehmen Sie statt der Orange Zitronen.

---

9   Auf Facebook kursierte Anfang 2013 ein Eintrag, in dem eine krebskranke Frau angeblich ihren Tumor dadurch verkleinern konnte, dass sie täglich viel selbstgemachte Zitronenlimonade trank. Daran könnte etwas sein, denn Zitronen sind reich an Vitamin C, das den Körper unter anderem dabei hilft, sich von abgestorbenen Zellen zu befreien. Es trägt auch dazu bei, dass Eisen aus der Nahrung gut aufgenommen wird. Eisen wiederum ist ein wichtiges Mineral für das reibungslose Funktionieren des Salvestrole-CYP1B1-Abwehrmechanismus. Orthomolekular-Mediziner setzten Vitamin C bereits als Teil der Krebstherapie ein.

Feigen mit Mandelmus (20 Salvestrole-Punkte)

1 frische reife Feige
1 TL Mandelmus
1 TL Traubenzucker

Die Feige waschen, halbieren und auf Dessertteller legen. Mit Mandelmus beträufeln und mit Traubenzucker bestäuben. Variation: 3 Trockenfeigen in 6 EL heißem Wasser mindestens ½ Stunde einweichen. ½ EL Mandelmus und etwas geriebene Orangenschale zu einer dicken Creme rühren. Zu den Feigen geben, mit Schlagsahne garnieren.

Biryani (24 Salvestrole-Punkte)
Ein indisches Reis-Gemüse-Gericht, das im Ofen überbacken wird.

2 EL Basmatireis
Koriandersamen
1 TL Ghee (geklärte Butter)
1 Handvoll geputztes und geschnittenes Gemüse
(z. B. Hokkaidokürbis, Artischocke, Zucchini)
Salz
Korianderkraut
Fett für die Form
Sonnenblumenkerne

Den Basmatireis nach Grundrezept garen.
Den Backofen auf 200 Grad vorheizen.
Koriandersamen mörsern und im Ghee anrösten. Das Gemüse darin kurz rösten. Mit Wasser aufgießen, salzen und dünsten. Achten Sie darauf, dass zum Schluss nur wenig Flüssigkeit zurückbleibt. Das Korianderkraut erst zum Schluss unterrühren. (Alternativ können Sie das Gemüse auch über Dampf garen und dann mit Ghee und den Gewürzen bzw. Kräutern vermengen.) Den Reis in eine gefettete, feuerfeste Form drücken. Das Gemüse

darüber verteilen, mit Sonnenblumenkernen bestreuen und im Backofen 15 Minuten überbacken. Sollte das Gemüse zu trocken sein, mit etwas Joghurt oder Kokosmilch beträufeln.

Tipp: Biryani schmeckt mit vielen Gemüsekombinationen köstlich: Blumenkohl, Zucchini, Süßkartoffeln sind eine gute Zusammenstellung oder auch Kürbis, grüne Bohnen und Sellerie. Auch Mangold und Kürbis machen sich gut. Bei Blattgemüse sollten Sie das Biryani während der Backzeit mit Alufolie abdecken, damit es nicht braun wird. Bei der Gemüsekombination sollten Sie auch auf die Geschmacksrichtungen achten. Artischocken beispielsweise sind bitter und harmonieren gut mit dem süßen Kürbis. Blumenkohl wirkt weniger blähend, wenn mit viel Koriander gewürzt wird. Falls Sie eine doppelte Portion zubereiten möchten, können Sie das Biryani auch mit einer Schicht Reis abschließen.

Chinakohl mit Kokosreis und Avocado (20 Salvestrole-Punkte)

2 EL Basmatireis
1 EL Kokosraspel
½ kleiner Chinakohl
¼ Karotte
ein paar grüne Bohnen
1 EL Erbsen
Koriandersamen
Ghee
Salz
Korianderkraut
1 TL Sonnenblumenöl
1 sehr reife kleine Avocado
2 TL Joghurt

Den Reis waschen und 20 Minuten in $\frac{1}{8}$ l kaltem Wasser einweichen. 1 Minute sprudelnd kochen, dann Hitze stark reduzieren und 30 bis 40 Minuten zugedeckt garen lassen. Kurz ausdampfen lassen, dann mit den Kokosraspeln vermischen.

Den Strunk vom Chinakohl entfernen. Den Rest fein schneiden, das übrige Gemüse klein würfeln. Gemörserte Koriandersamen in etwas Ghee kurz anrösten. Grüne Bohnen, Erbsen und die Karotte mitrösten. Mit etwas Wasser aufgießen, salzen und dünsten. Den Chinakohl zugeben und zugedeckt mitdünsten. Sobald das Gemüse gar, aber noch knackig ist, mit Korianderkraut und Sonnenblumenöl vermengen. Nicht mehr aufkochen. Die Avocado schälen, entkernen und mit dem Joghurt pürieren. In einer Schale zum Reis und dem Gemüse servieren. Variation: Als Gemüse passen auch Brokkoli, Kürbis und Sellerie. Abwechslung bieten zudem Reisnudeln, die schnell gekocht sind.

Mangold-Lasagne (12 Salvestrole-Punkte)

1 kleiner Mangold
1 kleines Stück Sellerieknolle, geschält
½ Süßkartoffel, geschält
Fenchelsamen, Koriandersamen
Ghee
1 EL Sonnenblumenkerne
Sauce:
1–2 EL Mehl
Salz
⅛ l Sojamilch
Fett für die Form
3 Lasagneblätter ohne Ei
2 TL Crème fraîche
Petersilie, frisches Basilikum

Die weißen Stängelteile vom Mangold großzügig wegschneiden. Mangold, Sellerie und Süßkartoffel klein schneiden. Gemörserte Fenchel- und Koriandersamen in Ghee kurz anrösten. Das Gemüse und die Sonnenblumenkerne kurz mitrösten, mit etwas Wasser aufgießen und zugedeckt gar kochen. Es soll etwas Flüssigkeit zurückbleiben. Erst vor dem Einschichten gehackte Petersilie und Basilikum unterrühren.

Für die Sauce das Mehl mit Salz und Sojamilch kalt anrühren. Langsam aufkochen, dabei ständig rühren, bis eine dickflüssige Sauce entsteht. Bei Bedarf mit mehr Sojamilch oder Wasser verdünnen.

Den Backofen auf 200 Grad vorheizen.

In einer gefetteten Auflaufform die Hälfte der Sauce verteilen, mit Lasagneblättern abdecken. Eine Schicht Gemüse darauf verteilen. Dann wieder eine Schicht Lasagne und wieder eine Schicht Gemüse. Die Crème fraîche darauf verteilen, mit einer letzten Schicht Lasagneblätter abdecken und mit Sauce abschließen. Im Backofen 45 Minuten backen.

Variation: Die Gemüse lassen sich vielfältig variieren. Sehr gut schmeckt etwa Spargel mit Zucchini oder Brokkoli mit Hokkaidokürbis.

Brokkoli-Couscous-Auflauf (6 Salvestrole-Punkte)

3 EL Couscous
Ghee
Salz
Fenchelsamen, Koriandersamen
1 EL Sonnenblumenkerne
1 Handvoll gemischtes Gemüse: Fenchel, Kürbis, Brokkoli
1 TL Crème fraîche
Petersilie
Fett für die Form

Den Couscous in Ghee kurz anrösten, salzen und mit $1/8$ l Wasser aufgießen. Zugedeckt bei minimaler Hitze quellen lassen.

Den Backofen auf 200 Grad vorheizen.

Gemörserte Fenchel- und Koriandersamen, Sonnenblumenkerne sowie den fein geschnittenen Fenchel und Kürbis in Ghee anrösten, mit etwas Salz und Wasser andünsten. Die Brokkoliröschen zugeben und kurz mitdünsten. Das Gemüse soll leicht feucht bleiben.

Crème fraîche und fein geschnittene Petersilie unter das Gemüse mischen. Das Gemüse und den Couscous vermengen. In eine gefettete Auflaufform drücken.

Zugedeckt im Backofen 30 Minuten backen, die letzten 5 Minuten offen.

Spargel-Pasta al limone (6 Salvestrole-Punkte)

500 g Spargel
100 g Spaghetti
Schale und Saft von ½ Zitrone
½–1 EL Olivenöl
1 EL Crème fraîche
1 EL Basilikumblätter, fein geschnitten
1 EL schwarze Oliven
Steinsalz, Pfeffer aus der Mühle

Den Spargel schälen, in Stücke schneiden und in wenig Wasser dünsten. Die Spargelspitzen abschneiden und beiseitelegen, die restlichen Spargelstangen pürieren.

Die Pasta in sprudelndem Salzwasser bissfest (al dente) kochen.

Zitronensaft und -schale, Olivenöl und Crème fraîche mit dem Schneebesen gut verrühren. Basilikum, Oliven und Gewürze daruntermischen, mit dem Spargelpüree und den Spargelspitzen vermengen.

Die Pasta abgießen, mit der Sauce vermischen und sofort servieren.

Noch mehr Anti-Krebs-Zutaten

Viele Lebensmittel und Gewürze, unter anderem auch jene, die reich an Salvestrolen sind, haben weitere wichtige Vitalstoffe, die krebsvorbeugend und -hemmend wirken. Hier eine vegetarische Auswahl:

- *Granatapfelsaft* schmeckt sauer, wirkt aber bei der Verdauung basisch. Er ist entzündungshemmend und verlangsamt das Wachstum von Krebszellen.
- *Grüner Tee* zeichnet sich durch viele Antioxidantien aus und blockiert bei Mäusen die Ausbreitung kanzerogener Chemikalien. Laborversuche zeigen, dass Grüntee-Extrakt Schäden an der Erbsubstanz verhindern kann und die Bildung von Blutgefäßen in Tumoren blockiert. Forscher gehen davon aus, dass die positive Wirkung des grünen Tees nicht auf einer seiner Einzelsubstanzen beruht, hier ist von Wechselwirkungen die Rede. Grüner Tee aktiviert auch die Leber, wodurch Krebszellen besser ausgeschieden werden können. Vorsicht für empfindliche Konsumenten ist geboten: Grüner Tee enthält Koffein. Am Nachmittag getrunken, kann er zu Schlaflosigkeit führen.
- *Ingwer* ist entzündungshemmend, antioxidativ und wirkt gegen Krebs: Im Laborversuch konnte pulverisierter Ingwer Eierstockkrebszellen abtöten. Frischer Ingwer ist milder als die getrocknete Variante.
- *Kurkuma* ist das Gewürz, das Currymischungen gelb färbt, mit dem aktiven Stoff Kurkumin. Es gehört zu den Ingwergewächsen, ist entzündungshemmend, antioxidativ, hemmt das Wachstum der Blutgefäße im Tumor und unterstützt den Zelltod der Tumorzellen. Im Laborversuch erhöht Kurkuma die Wirkung chemotherapeutischer Medikamente. Für Studienzwecke wurde Krebspatienten Kurkumin verabreicht, in gesteigerten Dosierungen von 500 Milligramm bis 8 Gramm, drei Monate lang – mit positiven Ergebnissen. Die hohe Dosierung zeigte keine Nebenwirkungen.
- *Kohlgemüse* hat sehr effiziente Anti-Krebs-Moleküle, allen voran Sulforaphan, Glucosinulate und Indol-3-Carbinole. Sie verhindern etwa, dass sich Vorstufen des Krebs zu bösartigen Tumoren entwickeln. Zudem fördern sie den Zelltod der Krebszellen. Tipp: Die blähende Wirkung von Kohl lässt sich mit Koriander abschwächen.
- *Rote Gemüse* wie Karotten, Süßkartoffeln, Tomaten, rote Kürbisse, Rote Bete usw. haben viel Vitamin A und Lycopin, die bestimmte Krebszellen hemmen. Das Lycopin in Tomaten

etwa soll sehr wirksam bei Prostatakrebs sein; wohl auch deshalb, weil Tomaten weitere Anti-Krebs-Stoffe enthalten. Das Lycopin kann nur in gekochten Tomaten freigesetzt werden. Olivenöl verstärkt seine Wirkung noch. Tomaten können bei empfindlichen Mägen allerdings Sodbrennen auslösen.

- *Steinobst* wie Pflaume, Pfirsich, Nektarine und Aprikose ist äußerst gesund. Eine Pflaume soll so viele Antioxidantien haben wie eine Handvoll Beeren. In Laborversuchen war Steinobst wirksam gegen Brustkrebszellen.
- *Soja* hat sekundäre Pflanzenstoffe, die Isoflavone, die hormonell bedingten Krebs an seiner Ausbreitung hindern.
- Die *Süßholzwurzel* wird von Naturheilpraktikern gern bei Krebsarten eingesetzt, die mit Östrogen zusammenhängen. Die Wurzel kann nämlich die wachstumsfördernde Eigenschaft des Östrogens hemmen.

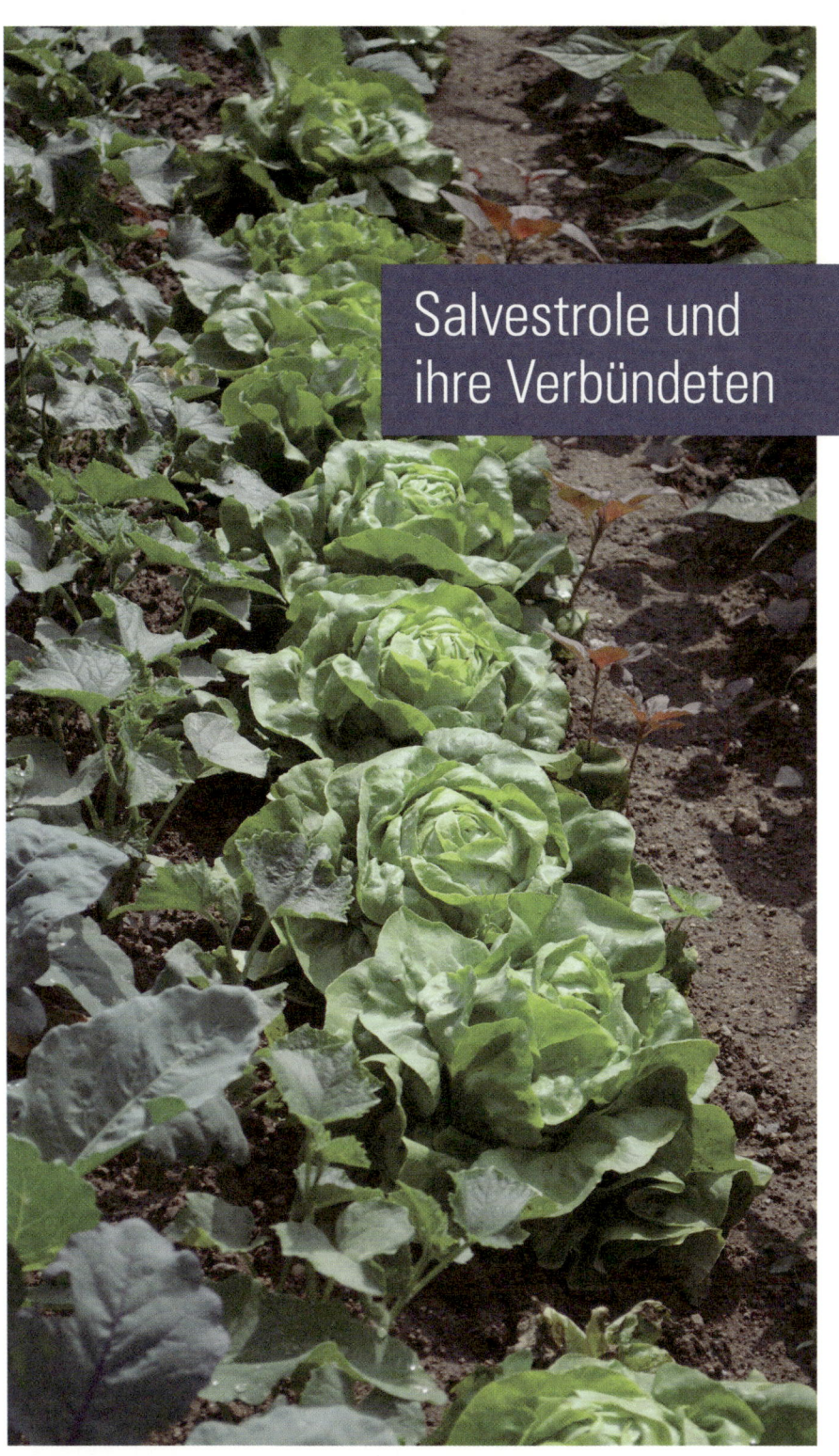

Salvestrole und
ihre Verbündeten

Neben den Salvestrolen enthält unsere Nahrung weitere natürliche Pflanzenstoffe, die für unsere Gesundheit wichtig sind: Allium, Isoflavone, Sterole, Saponine und wie sie alle heißen. Aus dem Feld der vielen Vitamine und Mineralstoffe nennen Salvestrole-Forscher insbesondere Vitamin H (Biotin), Vitamin C, E und B3 sowie Eisen und Magnesium, die dafür sorgen, dass der Krebsabwehrmechanismus reibungslos funktionieren kann. Dazu kommt eine Fülle an Nahrungsergänzungsmitteln meist pflanzlicher Herkunft, die bei diversen Krankheiten erfolgversprechend sind, wie zumindest subjektiv beweisbar ist.

Womit die Natur noch helfen kann

Die wichtigsten sekundären Pflanzenstoffe, zu denen auch die Salvestrole gehören, sind die Polyphenole. Sie wirken mehr oder weniger antikanzerogen, antioxidativ und antimikrobiell, wie etwa Kurkumin (Gelbwurz oder Kurkuma) und Quercetin. Solche Naturstoffe sind insbesondere in der Schale oder in den Kernen bzw. Samen konzentriert. Sie schützen die Pflanze unter anderem vor Fraß, UV-Strahlung und Oxidation.

Salvestrole zeichnen sich wie beschrieben durch ihre hohe Selektivität in der Tumorbekämpfung aus. Sie sind aber nicht die einzigen Pflanzenstoffe, die entarteten Zellen bei der Apoptose, dem programmierten Zelltod, helfen können.

Das Deutsche Krebsforschungszentrum listet unter anderem das Vitamin E und die Ellagsäure (Gerbsäure) aus Beeren – vor allem Himbeeren – auf. Diese Säure verhindert, dass krebserregende Substanzen aktiviert werden bzw. fördert deren Ausscheidung.[10] Wertvoll ist auch das bereits erwähnte Sulforaphan, das insbesondere im Kohlgemüse vorkommt. Es hemmt ebenfalls die Bildung von Krebszellen und beschleunigt die Ausscheidung potenziell krebsauslösender Substanzen sowie die Apoptose. Zudem wirkt Sulforaphan stark antibakteriell.

Vitamine sollten am besten aus der täglichen gesunden Ernährung kommen, da diese eine natürliche und ausgewogene Nährstoffmischung garantiert. Ein einzelner gesunder Nahrungsbestandteil ist zwar gut, aber viel weniger effektiv als das gesamte Lebensmittel und Kombinationen aus vielen Produkten. Die Anti-Krebs-Eigenschaften bestimmter Lebensmittel lassen sich durch ihre Kombination untereinander noch steigern, wie etwa bei Brokkoli und Olivenöl. Vor allem aber: Ein reifer Bioapfel versorgt den Körper besser mit Vitalstoffen als Vitamintabletten, die lange als probates Mittel gegen Erkältungen, Stress und sogar Krebs galten. Neue Studien zeigen, dass die jahrelang propagierten künstlichen Vitamine überbewertet wurden. Unter Umständen können sie sogar gefährlich werden, insbesondere wenn sie von Menschen genommen werden, die gar keinen Vitaminmangel haben. Allerdings kann ein eklatanter Mangel an Vitaminen und Spurenelementen nach Vitamintabletten verlangen, die vorübergehend eingenommen werden können, ohne schädlich zu sein. Grundsätzlich ist aber Vorsicht geboten: Experten raten jedenfalls dazu, mit Nahrungsergänzungsmitteln kritisch umzugehen und einen Arzt zurate zu ziehen.

Wer mit gutem Vorbild vorangehen und auch seinen Kindern das Obst- und Gemüseessen schmackhaft machen möchte, sollte früh damit anfangen. Per Moller, ein dänischer Geschmacksforscher, fand heraus, dass die Mutter durch ihren Ernährungsstil während der Schwangerschaft die Geschmacksneigung ihres Babys beeinflusst. Wenn sie sich also gesund und ausgewogen mit viel Obst und Gemüse sowie allen Geschmacksrichtungen

---

10 Extrakte von Heidelbeeren, Himbeeren und Erdbeeren hemmen auch das Wachstum des Poliovirus, des Erregers der Kinderlähmung.

ernährt, wird auch ihr Kind dazu neigen. Vitaminisierte Kinder-produkte aus Supermärkten erübrigen sich dann, ein großer Vor-teil, wenn man von Hans-Ulrich Grimm, dem deutschen Nah-rungskritiker erfährt, dass viele dieser Produkte Vitamine aus den höchsten Risikogruppen enthalten. Eltern würden diese kaufen, weil sie der Werbung glauben, aber die sagt nichts von Risiken. Die deutsche Stiftung Warentest hat zudem herausgefunden, dass spezielle, für Kinder angepriesene Nahrungsmittelzusätze, die angeblich günstig auf das Gehirn wirken, kaum geeignet wären, aus den gesunden, normalen Kleinen »Schlaumeier« zu machen.

Künstliche Vitamine und ihre Risiken

Fast ein Drittel der Deutschen greift zu Vitamin- und Mineral-stofftabletten, vor allem zu Vitamin C und Magnesium. Neuere größere Studien aus Industrieländern zeigen, dass künstliche Vi-tamine und Mineralstoffe zur Vorbeugung wenig taugen und un-ter Umständen sogar das Krebsrisiko erhöhen und andere Krank-heiten fördern könnten. So würden Vitamin E, das Spurenelement Selen und Omega-3-Fettsäuren das Risiko, an Prostatakrebs zu erkranken, steigern und hoch dosiertes Beta-Carotin – eine Vor-stufe zu Vitamin A – das Risiko für Lungenkrebs vergrößern. Das erschreckende Resümee der Studien: Wer regelmäßig Vita-mintabletten einnimmt, ohne an Vitaminmangel zu leiden, lebt kürzer. Auch Vitamin C, das stark antioxidativ wirkt und als Uni-versalschutz und Regeneriermittel gilt, kann in regelmäßigen hö-heren Dosierungen gesundheitsschädlich sein: Von Durchfall, Magen-Darm-Beschwerden oder Herzproblemen ist die Rede. Der geschätzte Richtwert der Ernährungswissenschaftler beträgt für Vitamin C 100 bis 200 Milligramm täglich für gesunde Men-schen. Dieser Bedarf kann gut aus biologisch angebautem Obst und Gemüse gedeckt werden.

Ältere und neuere Studien zeigen wiederum, dass mit Vita-mingaben (Vitamin A, B3, C, D, E) sehr wohl positive Effekte bei der Krebsvorbeugung erzielt wurden, dies vor allem bei star-kem Vitaminmangel, wobei die Bandbreite relativ und individuell ist. Auch die Erfahrung mancher Heilpraktiker zeigt, dass zusätzliche Vitamine bei der Krebsheilung eine wichtige Rolle spielen.

Ähnliches gilt für das Coenzym Q10, das in Nahrungsmitteln vorkommt und mit dem sich der Körper normalerweise selbst ausreichend versorgen kann. Bei kranken, alten, übergewichtigen Menschen oder jenen, die sich nicht ausgewogen ernähren, herrscht allerdings meist eklatanter Mangel am Coenzym Q10. Es gibt Studien, die zeigen, dass sich das Coenzym Q10 als Nahrungsergänzungsmittel bewähren kann.

Auch Probiotika werden insbesondere von Naturheilärzten gern verschrieben. Diese äußerst nützlichen Bakterien, die im Darm hausen, stärken das Immunsystem und helfen das Tumorwachstum bei Darmkrebs zu hemmen. Kefir oder Joghurt enthält natürliche Probiotika, wie den *Lactobacillus acidophilus* und den *Lactobacillus bifidus.*

Inwieweit Nahrungsergänzungsmittel und Functional Food, wie etwa mit Omega-3-Fettsäuren, Vitaminen oder Probiotika angereicherte Lebensmittel, zur Prävention beitragen können, wird noch weiter zu erforschen sein. Dafür ist eine umfangreiche Datenlage anzustreben.

Die bisherigen Studien zeigen jedenfalls sehr deutlich, was den Salvestrole-Forschern am Herzen liegt: dass eine vitamin- und mineralstoffreiche Ernährung, die von frischem Obst und Gemüse aus biologischer Landwirtschaft geprägt ist, keine Nebenwirkungen hat und dazu beiträgt, Krebserkrankungen vorzubeugen. Die Natur liefert zudem die richtige Mischung der Vitalstoffe. Eine Überdosierung mit Vitaminen ist aus dieser Quelle kaum möglich. Diese gesunde Ernährung stärkt das Immunsystem und senkt das Risiko für Bluthochdruck, Herzgefäßerkrankungen und Schlaganfall. Auch wird Obst und Gemüse zumindest vorbeugendes Potenzial gegen Krebs, insbesondere Darmkrebs, zugesprochen. Doch auch damit kann man übertreiben: Zu viel Obst und Gemüse kann unter Umständen sogar dazu führen, das sich eine Fruchtzucker-Intoleranz entwickelt, weiß der Ernährungsmediziner Maximilian Ledochowski aus Innsbruck. Immer also gilt es, das rechte Maß zu finden.

Traditionelle Nahrungsergänzungsmittel Asiens

In der traditionellen Medizin Chinas, Indiens und Tibets haben Kräuter-Nahrungsergänzungsmittel einen festen Platz. Nach überlieferten Rezepten hergestellt, können einige von ihnen sogar Vitaminen den Rang ablaufen. Etwa die ayurvedischen Rasayanas, die vor Krebs, Allergien, Arterienverkalkung, Blutgerinnseln, Schlafstörungen, Müdigkeit, Stress, Depressionen und Infekten schützen sollen. Zudem schwächen diese Kräuterpräparate die schädlichen Auswirkungen »denaturierter Zivilisationskost« auf den Organismus und lassen Wunden schneller heilen, sagt Dr. Karin Pirc von der deutschen Ayurveda-Privatklinik Bad Ems.

Vierzig Heilkräuter, darunter seltene Arten aus abgelegenen Gebieten des indischen Regenwaldes und des Himalaya kommen für diese ausgeklügelten Rezepturen in Frage. Ein Hauptbestandteil ist die indische Amalaki-Beere, die einen extrem hohen Vitamin-C-Gehalt, zahlreiche Bioflavonoide, Mineralien und Bitterstoffe aufweist. Für die Herstellung der Rasayanas sind über 250 Einzelschritte und gut 24 Stunden Zubereitungszeit nötig. Die Kräutermischungen fangen die schädlichen freien Radikale, von denen der Körper seit Jahrmillionen angegriffen wird, sehr wirkungsvoll. Laut Pirc tragen die aufwendige Herstellung und die Wirkstoffkombination wesentlich dazu bei, dass diese Kräutermischungen so effizient sind, wie sie es in ihrer täglichen Praxis beobachten kann.

Nahrungsergänzungsmittel im Rahmen des Gesetzes

Was als Nahrungsergänzungsmittel gelten darf, ist gesetzlich geregelt. In der EU sind damit jene Lebensmittel gemeint, die die normale allgemeine Ernährung ergänzen. Sie sind Konzentrate, haben eine ernährungsspezifische oder physiologische Wirkung und werden in kleinen, klar dosierten Mengen aufgenommen.[11]

---

11 Definition auf der Homepage der Agentur für Lebensmittelsicherheit in Österreich (AGES).

Die EU-Heilmittelverordnung aus dem Jahr 2004 unterscheidet zwischen Nahrungsergänzungsmitteln und Arzneimitteln bzw. traditionellen Arzneimitteln.[12] Demnach definiert sich ein Arzneimittel durch seine Funktion und/oder durch seine Präsentation. Die Substanzen müssen in der angegebenen Dosierung nachweislich eine pharmakologische, metabolische oder immunologische Wirkung auf den Organismus haben. Wird ein Produkt so angeboten, dass beim durchschnittlich informierten Konsumenten der Eindruck entstehen kann, dass es sich dabei um ein Arzneimittel handelt, dann gilt es generell auch als solches. »Wenn Sie nur Wasser oder Kochsalz in einem Produkt haben, aber draufschreiben, dass es bei dieser oder jener Krankheit hilft, ist es ein Arzneimittel. Ausnahmen gibt es zum Beispiel für Nahrungsergänzungsmittel, die einen von der EFSA (European Food Safety Authority) genehmigten Health Claim führen, oder Diätetische Lebensmittel für besondere medizinische Zwecke oder auch Medizinprodukte«, erklärt Reinhard Länger vom Bundesamt für Sicherheit im Gesundheitswesen in Österreich (BASG). Der Gesetzgeber hat 2004 auch eine neue Kategorie geschaffen, nämlich die der traditionellen pflanzlichen Arzneimittel. Wenn sie sich bewährt haben, dürfen sie auch ohne Wirksamkeitsnachweis durch klinische Prüfungen als Arzneimittel auf den Markt kommen. In Österreich sind bis dato etwa 150 traditionelle pflanzliche Arzneimittel nach der EU-Direktive registriert. Die Qualitätsanforderung für diese pflanzlichen Arzneimittel steigt und damit die Kosten, die die Qualitätsbeweise mit sich bringen. Laut BASG sei dies ein Grund dafür, dass manche Produkte vom Markt genommen werden, weil es sich für die Firmen nicht mehr lohne.

Kritiker der EU-Heilmittelverordnung fürchten, dass mehr Mineral- und Kräuterprodukte, unter anderem aus der traditio-

---

12 Österreich setzt die Direktive seit 2006 um. Änderungen sind laut dem Bundesamt für Sicherheit im Gesundheitswesen in nächster Zukunft nicht zu erwarten. Bis Ende April 2011 mussten alle Arzneimittel, die zuvor durch spezielle nationale Regelungen vereinfacht zugelassen wurden, in die EU-Heilmittelverordnung übernommen werden.

nellen Medizin Chinas oder dem Ayurveda vom Markt verschwinden könnten. So plant etwa das World Institute of Natural
Health Science, eine internationale Non-Profit-Organisation,
eine Klage gegen die EU-Richtlinie.

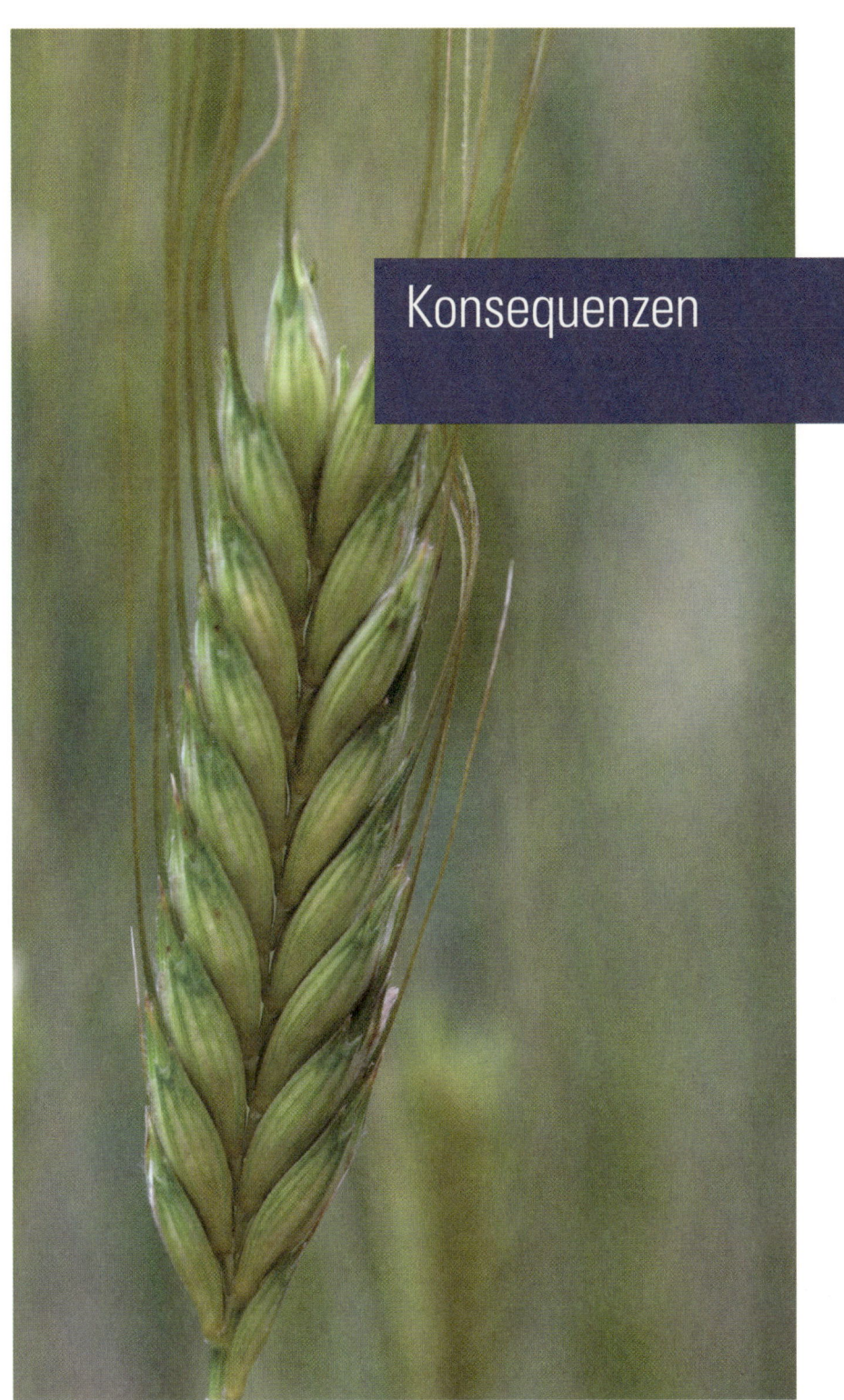

Konsequenzen

»Bio ist doch die einzige Zukunft, die die Konsumenten haben. Die konventionelle Landwirtschaft wird uns in zwanzig, dreißig Jahren nicht mehr versorgen können. Das ist eine Sackgasse, die nirgendwo hinführt, außer in die Ausbeutung.«

Werner Lampert, österreichischer Biopionier

Die Weltgesundheitsorganisation forciert mit einschlägigen Kampagnen die Ernährung mit mehr Obst und Gemüse – mit mäßigem Erfolg. In Österreich müssen Experten derzeit noch davon ausgehen, dass bei mindestens einem Drittel der Krebsfälle im Land eine Diät- und Ernährungsursache vorliegt. Ähnliches gilt für Deutschland, das zwar auch kein Vitaminmangelgebiet ist, dennoch liegen Untersuchungen vor, die zeigen, dass immer noch zu viel Fleisch, aber weniger Obst und Gemüse gegessen wird als die von Medizinern empfohlene Tagesration von 400 Gramm. In der Schweiz zeichnet sich ein leichter positiver Trend zumindest bei Kindern ab, der zeigt, dass diese mehr Obst und Gemüse essen als vermutet. Doch liegt auch hier der Konsum unter den Empfehlungen der Experten von der Schweizerischen Gesellschaft für Ernährung.

Dieser relativen Unterversorgung mit gesunder Nahrung könnte durch die sogenannte Ecoimmunonutrition abgeholfen werden. Das Schlagwort hat der schwedische Mediziner Stig Bengmark von der Universität Lund geprägt, der sich für naturbelassene Ernährung starkmacht: Der Mensch sollte seinen Lebensmitteln wieder jene Kräfte zurückgegeben, die ihn gesund erhalten. Denn wer sich nicht durch minderwertige Industrienahrung abspeisen lässt, sondern frische biologische Lebensmittel bevorzugt, dem schmeckt es nicht nur besser: Er trägt damit auch wesentlich zur Vorbeugung von Zivilisations- und Krebskrankheiten bei. Zudem ist die ökologische Lebensmittelwirtschaft betont umwelt- und tierfreundlich und schafft auch noch zusätzliche Arbeitsplätze. Durchschnittlich hat ein landwirtschaftlicher deutscher Biobetrieb ein Drittel mehr Beschäftigte als ein konventioneller.

Biopioniere und Bioboom

In unserem Weltteil quellen Supermärkte vom vielfältigen Lebensmittelangebot über. Die frühere Rolle der Lebensmittelindustrie als Basisversorger hat sich schon längst zugunsten der Massenproduktion verschoben, die kaum von Angebot und Nachfrage bestimmt wird. Die Handelsriesen sind intensiv damit beschäftigt, ihre Warenüberschüsse an die Konsumenten zu bringen, indem sie sie mit Werbesprüchen, Verpackungsdesign, gesundheitlichen Heilsversprechungen oder teils umstrittenen Nahrungsmittelzusätzen und Preisverlockungen stimulieren. Der echte Hunger ist nur noch selten kaufentscheidend. Doch ist es kurzsichtig, der Lebensmittelindustrie alle Macht über unsere Ernährungsgewohnheiten und Konsumentscheidungen zuzuschreiben. Vielmehr ist es immer noch der einzelne Verbraucher, der weitgehend selbst bestimmen kann, was er wann und wie viel davon kauft. Dabei greift er immer öfter auch zu Bioware, deren landwirtschaftliche Zutaten zu mindestens 95 Prozent aus ökologischer Erzeugung kommen müssen.

Seit den 1970er-Jahren ist das Verbraucherinteresse an biologischen Produkten gestiegen. Das hat auch berechnende Trittbrettfahrer angezogen, die für Bioskandale verantwortlich sind, da sie nur augenscheinliche Bioware auf den Markt brachten und Verbraucher in die Irre führten. Darauf reagierte 1991 die EU-Kommission mit ihren Bioverordnungen, die die vormals privaten Normen zur gesetzlichen Regelung erhoben. Die Arbeit der

Biobauern und Lebensmittelunternehmen wird nun mindestens einmal pro Jahr geprüft, unangekündigte Kontrollen sind immer möglich. Die Branche wird zwar nach wie vor von Skandalen, insbesondere in Form von Etikettenschwindel und »Bio-Schmäh« heimgesucht. Optimisten sehen darin aber auch noch etwas Gutes, da die empörten öffentlichen Reaktionen zeigen, dass das gute Gefühl für Qualität noch nicht abhandengekommen ist und gesunden Widerstand erzeugt.

Der afrikanische Pater, der nachhaltige Landwirtschaftszentren gründet; der philippinische Bürgermeister, der für seine Ökodörfer preisgekrönt wird; Vandana Shiva, die in Indien experimentelle Bauernhöfe führt; Star-Gourmet-Bioköche und viele andere Ökoinitiativen und Einzelkämpfer weltweit haben eines gemeinsam: Sie wollen die Umwelt schützen und gesunde Lebensmittel produzieren, die zu fairen Preise an den Konsumenten gehen. Dafür bedarf es vor allem solider Grundlagen in der Landwirtschaft: weg von der Monokultur, hin zur Saatenvielfalt und zur verbesserten Bodenqualität durch umweltfreundlichen, ökologischen Landbau.

»Wir haben es satt! Gutes Essen. Gute Landwirtschaft. Jetzt!« Mit Parolen wie diesen wurde Ende Januar 2013 die weltweit größte Landwirtschaftsmesse, die Internationale Grüne Woche in Berlin, mit einer Großdemonstration eingeleitet. 25 000 Bauern, Imker und Verbraucher forderten dabei grundsätzliche Reformen in der Agrarpolitik, die sich auf die Interessen von Verbrauchern und Landwirten, der Tiere sowie des Natur- und Umweltschutzes konzentrieren sollten und nicht auf jene der industrialisierten Landwirtschaft. Die Demonstranten kritisierten unter anderem Tierfabriken, Umweltschäden durch den Einsatz giftiger Pestizide, den zunehmenden Preisdruck auf die Erzeuger und die systematische Vernichtung bäuerlicher Betriebe weltweit. Damit stellten sie sich gegen die zehn multinationalen Konzerne, die 85 Prozent aller auf der Welt gehandelten Grundnahrungsmittel kontrollieren. In den letzten Jahrzehnten haben die Hochertragssorten der wenigen Marktfrüchte wie Weizen, Reis oder Mais die alten Sorten verdrängt. Diese Monokulturen sind extrem anfällig für die negativen Auswirkungen des Klimawandels.

Abhelfen kann nur die Biodiversität, die die Widerstandskraft von Agrarsystemen stärkt! Im Januar 2013 tagte erstmals der internationale Rat für Biodiversität in Bonn. Er soll Politik und Wirtschaft die wissenschaftlichen Grundlagen für den Erhalt der Artenvielfalt liefern und der weltweiten »McDonaldisierung« der biologischen Vielfalt entgegenwirken. Durch den globalen Handel verändert sich die Biodiversität, indem bestimmte Pflanzen- oder Tierarten auch dort auftauchen, wo sie Jahrtausende lang nie vorgekommen sind. Sie verdrängen heimische Arten und schwächen das natürliche Ökosystem mit seiner Artenvielfalt. Inzwischen hat Deutschland eine Liste der gefährdeten einheimischen Nutzpflanzen mit 1800 Sorten veröffentlicht, darauf stehen auch 500 verschiedene Apfelsorten, die meistens regional gut angepasst sind. In Österreich sind heute rund 4000 Tier- und Pflanzenarten bedroht.

Naturschutzexperten haben festgestellt, dass neue Arten instabiler sind und Schäden verursachen können, wie etwa die gefürchteten Erosionen. Nicht nur in der Schweiz hat sich unter anderem das Drüsige Springkraut aufgedrängt und gefährdet die heimischen Bäume, indem es Stoffe abgibt, die deren Wachstum verlangsamen oder gar verhindern. Die Schweiz hat sich 2012 eine Biodiversitätsstrategie verordnet, mit der Hoffnung, invasive Arten zurückdrängen und ursprüngliche Lebensräume erhalten zu können. Zudem soll die Landwirtschaft ökologischer werden.

Robust züchten, ums Saatgut kämpfen

Nach einem Urteil des Europäischen Gerichtshofs im Juli 2012 dürfen Europas Bauern auf ihren Feldern vorerst selbst Saatgut aus alten, amtlich nicht zugelassenen Pflanzensorten herstellen und teilweise auch vermarkten. Alte Sorten sind genetisch vielfältig und weniger krankheitsanfällig. Sie erfüllen damit eine Grundbedingung der ökologischen Landwirtschaft. Diese braucht dringend vielfältige, robuste Pflanzensorten, die sich gut an den jeweiligen Standort anpassen, da chemisch-synthetische Pflanzenschutzmittel tabu sind. Die Ökozüchter suchen auch nach neuen Sorten, die diese Bedingungen erfüllen. Bisher sind rund vierzig Gemüseneuzüchtungen behördlich zugelassen, unter anderem die Möhre Rodelika. Die neuen Sorten sind allerdings noch nicht breit verfügbar, sodass auch im Ökolandbau konventionelle bzw. Hybridsorten ihren Platz haben. Die Qualität Letzterer ist in der Biobranche umstritten, unter anderem weil die Hybrideigenschaften unter Biobedingungen nicht optimal genutzt werden können.[13] Betriebe, die keine Ökozüchtungen haben, setzen zumindest ökologisch vermehrtes Saatgut ein. Dieses Saatgut ist nicht ökologisch gezüchtet, wurde aber mindestens ein Jahr lang auf einem anerkannten Biobetrieb vermehrt.

Kritiker der EU-Agrarpolitik sehen die althergebrachten Kulturpflanzen weiter in Gefahr: Die EU plant nämlich eine neue Saatgutverordnung; der erste Entwurf dazu wurde im Frühjahr 2013 vorgelegt. Die EU-Kommission betont dabei, dass private Gärtner weiterhin ihr Saatgut wie bisher verwenden könnten. Auch für Kleinstunternehmen und alte Sorten werden Ausnahmen gemacht bzw. die Regelungen abgeschwächt. »Für Nischenhersteller sind die Vorschriften sogar noch weniger streng«, heißt es aus der EU-Kommission.

Die indische Ökopionierin und Trägerin des Alternativen Nobelpreises Vandana Shiva unterstützt die Biobestrebungen Europas, unter anderem mit der von ihr initiierten Allianz zur Rettung des Saatgutes. Das Saatgut ist das erste Glied in der Lebensmittelkette und wird heute von multinationalen Unternehmen kontrolliert, zu Lasten der Bauern, der Konsumenten und der Artenvielfalt. Die zehn größten Saatgutunternehmen kontrollieren fast drei Viertel des Weltmarktes und verbuchen jährliche Umsatz- und Gewinnsteigerungen. Einige Agrokonzerne haben sich zu einem Oligopol zusammengefunden: Monsanto, DuPont, Syngenta, Bayer, Dow und BASF kooperieren unter anderem durch gegenseitigen Lizenzaustausch und gemeinsame Forschung. Zudem arbeiten diese Konzerne mit den Firmen für

---

13 Hybridzüchtungen sind im ersten Jahr sehr ertragreich, in der nächsten Generation schon nicht mehr. Die Bauern müssen neues Saatgut kaufen und werden dadurch von den Konzernen abhängig.

Agrochemikalien Schulter an Schulter. »Wir können die Saatgut-freiheit verteidigen, indem wir Biolebensmittel und vor allem auch Lebensmittel ohne Gentechnik und Saatgutpatente kaufen«, sagt Shiva, die die Macht der Agrarkonzerne brechen möchte, da diese den Konsumenten ihre Ernährungssysteme mit minderwertigen Lebensmitteln aufdrängen würden. »Lebensmittel-Totalitarismus«, nennt Shiva das und ermuntert die Bürger, Bioprodukte zu kaufen. Als letztes Glied der Nahrungskette könne der Konsument durch seine Lebensmittelwahl das Agrarsystem wesentlich mitbestimmen.[14]

Der »natürliche Feind« der agro-ökologischen Landwirtschaft sind die großen Konzerne wie Monsanto in den USA mit 1,6 Milliarden Dollar Gewinn (2011) oder Cargill. Diese Konzerne verkaufen in Massen Pestizide und kontrollieren nicht nur den Getreidehandel. Monsanto macht sich zudem auch noch in der Gentechnik stark. Seine Praxis mit gentechnischen Pflanzen, die gegen Unkrautvernichtungsmittel resistent waren oder selbst ein Insektengift herstellten, hat perfide Folgen: Zwar mussten Landwirte zuerst weniger Geld für Spritzmittel ausgeben, denn die manipulierten Pflanzen blieben tatsächlich unbeschadet und auch die Ernte fiel reicher aus. Doch bald gewöhnten sich einige Unkrautarten an die Spritzmittel und brauchten eine höhere Dosis. Viele Schädlinge passten sich an die gentechnisch veränderten Pflanzen an und wurden resistent. Die Giftbelastung der Äcker stieg weiter. Zudem gerieten die Landwirte in Abhängigkeit, da die Gentech-Pflanzen patentiert sind und die eigene Ernte nicht als Wiederaussaat verwendet werden darf. Die Bauern sind also gezwungen, jedes Jahr neues Saatgut zu kaufen. Unter armen indischen Bauern hat dieser Druck sogar zu Selbstmorden geführt. Monsanto verteidigt seine Strategie, da ihre Produkte die Erträge im Vergleich zu konventionellem Saatgut steigern würde. Obwohl auch dies umstritten ist, bleibt die Frage: Zu welchem Preis?

---

14 Interview mit Shiva auf www.schrotundkorn.de/2012/201210m07.php.

Bio ist besser – auch im Zweifelsfall

Ratten und Mäuse würden lieber bio essen. Biologische Anbaumethoden mehren nicht nur die wertgebenden Substanzen der Nahrung, sondern fördern auch die Fruchtbarkeit. Das zeigen Futterwahlversuche, bei denen die Tiere ungezwungen zwischen konventionell und biologisch erzeugten Karotten wählen konnten. Die »Bio-Mäuse« vermehren sich sehr rege, denn Bioprodukte enthalten weniger Pestizide, die die Arbeit der Hormone und damit diverse Körperfunktionen stören. Auch Studien, die mit Menschen durchgeführt wurden, zeigen etwa, dass Männer, die sich biologisch ernähren, mehr Spermien bilden.

Es dürfte sich inzwischen herumgesprochen haben, dass Bioprodukte weniger mit agrarchemischen Rückständen belastet sind als konventionelle. Konventionell angebaute Äpfel beispielsweise werden noch zwei bis drei Wochen vor der Ernte mit Fungiziden besprüht, um den Schimmelbefall während der Lagerung zu reduzieren. Zudem enthalten Bioerzeugnisse mehr wertvolle Inhaltsstoffe wie etwa Antioxidantien und Salvestrole. Pflanzliche Produkte, die biologisch kultiviert wurden, sind umweltschonender. Das zeigt der Life Cycle Assessment, eine wissenschaftliche Methode, die den Umwelteinfluss eines Produktes herausfindet. Dabei werden unter anderem der Ausstoß von Treibhausgasen und der Wasserverbrauch gemessen.

Ob Biolebensmittel rundum und uneingeschränkt wirklich gesünder sind als konventionelle Nahrungsmittel, darüber zerbrechen sich Konsumentenschützer, Verbraucher und Wissenschaftler schon lange den Kopf. Die einschlägigen Studien mit unterschiedlich dichter Datenlage lieferten verschiedene Ergebnisse – je nachdem, worauf sie sich konzentrierten: auf Vitamingehalt, sekundäre Pflanzenstoffe oder die Anzahl der Keime etwa. Eine groß angelegte US-Studie kam zum Schluss, dass Bioprodukte nicht automatisch gesünder sind als die Lebensmittel aus konventioneller Produktion. Bio hat demnach nicht zwingend mehr Nährstoffe, aber die Erzeugnisse enthalten häufiger Phosphor und weniger Fungizide und Pestizide.

Der ökologische Anbau ist dabei nicht notwendigerweise der einzige Maßstab für gesunde Lebensmittel. So beeinflussen beispielsweise auch Klima, Erntezeitpunkt (Reife) oder Bodenbeschaffenheit die Qualität des Produktes. Deutsche Wissenschaftler haben herausgefunden, dass Äpfel aus Bioanbau nicht automatisch mehr sekundäre Pflanzenstoffe haben. Sie sagen sogar, dass das Klima für die Menge der Bioflavonoide maßgeblicher ist als die Anbauweise. Und aus der Salvestrole-Forschung ist bekannt, dass die Menge an Salvestrolen in reifen Früchten und Gemüsesorten höher ist als in den unreifen. Der Bund der ökologischen Lebensmittelwirtschaft in Deutschland wiederum kennt Studien, die nahelegen, dass biologisches Obst und Gemüse eher mehr sekundäre Pflanzenstoffe enthält als konventionelle Produkte. Insgesamt ist die Datenlange als noch dürftig einzuschätzen. So liegen auch keine Langzeitstudien vor, die Biokonsumenten und konventionelle Esser vergleichen.

Doch gilt auch im Zweifelsfall: Zertifizierte Bioprodukte sind die erste Wahl. Aus der Salvestrole-Forschung wird klar, dass Bioprodukte in jedem Fall vorzuziehen sind, denn biologisches Obst und Gemüse hat weniger Pestizide und Fungizide und damit generell mehr Salvestrole. Außerdem herrscht im gewissenhaften Biolandbau genetische Artenvielfalt, die wiederum der Salvestrole-Produktion zugutekommt. Zwar können auch Ökolebensmittel mit Chemikalien und Gentech-Spuren verschmutzt sein, das Risiko dafür ist aber wesentlich geringer als bei Produkten aus konventionellem Anbau.[15] Auch Bakterien wie Salmonellen oder Coli-Bakterien suchen ökologische Produkte heim, allerdings sind diese weniger mit antibiotikaresistenten Bakterien belastet.

---

15 Die EU-Ökorichtlinie verbietet für Bioprodukte jegliche Gentechnik-Zutat. Die Hersteller sind dazu angehalten, gentechnische Verunreinigungen, so weit technisch machbar, auszuschließen. Bis zu einem Anteil von 0,9 Prozent müssen diese Bestandteile auf Lebensmittelverpackungen nicht gesondert ausgewiesen werden. Spuren von gentechnisch veränderten Teilchen in eigentlich nicht gentechnisch veränderten landwirtschaftlichen Produkten werden durch den Pollenflug von Feldern verursacht, auf denen Genpflanzen wachsen. Sie sind somit langfristig kaum vermeidbar.

Laut der Umweltorganisation Greenpeace sind Bioprodukte in der Regel tatsächlich weitgehend frei von künstlichen Pestiziden, zudem funktioniert die Überwachung in der Biobranche besser. So werden etwa Bauernhöfe kontrolliert, die auffallend hohe Erträge haben und den Verdacht entstehen lassen, dass unerlaubte Betriebsmittel eingesetzt oder konventionelle Ware untergemischt wurde.

Der Pestizidgehalt ist bei Bio-Obst und -Gemüse durchschnittlich 180 Mal niedriger als bei den Ernten aus konventionellem Anbau, wie ein Öko-Monitoring aus Baden-Württemberg zeigt, das in den vergangenen zehn Jahren durchgeführt wurde. Auch ältere Studien konnten schon belegen, dass bio besser ist: Frauen, die sich in der Schwangerschaft zu 90 Prozent biologisch ernährten, hatten dreimal weniger Pestizide in der Muttermilch als Frauen, die konventionell produzierte Nahrung aßen. Die Studie zeigt auch, dass Biomilch gesünder ist, da sie mehr Omega-3-Fettsäuren enthält als konventionelle Milch. Biokühe dürfen nämlich mehr frisches Gras und Heu fressen.

Auf den Bio-Geschmack kommen

Lebhaft in Erinnerung sind mir die einfachen Gemüsegerichte in kleinen indischen und afrikanischen Dörfern, die eine Geschmacksintensität sondergleichen hatten. Ich kam zum Schluss: Solange Ackerböden nicht ausgelaugt sind, gehen aus ihnen Pflanzen hervor, die als Lebensmittel den Gaumen erfreuen. Auch wenn ich damals nicht herausgefunden hatte, woher das Gemüse wirklich kam, hat die kulinarische Überraschung mein Interesse an naturbelassenen Lebensmitteln weiter geschürt.

Natürlich gedüngtes Obst und Gemüse, das genug Zeit zum Wachsen und Reifen hat, lagert weniger Wasser ein und schmeckt damit intensiver, da sich die Aromastoffe gut ausbilden können. Ökologisch produzierte Lebensmittel schmecken daher oft besser als konventionelle, wie das internationale Projekt Ecropolis zeigt. Die Wissenschaftler ließen Testpersonen kosten, analysierten Produktionsweisen, Ingredienzien und die Produktionsrichtlinien für Biolebensmittel. Dabei kam auch zutage, dass Biolebensmittel in jedem Land etwas anders schmecken. Das liegt nicht nur am individuellen Geschmacksempfinden, sondern auch an den Zutaten und den reduzierten Zusatzstoffen. Vollkornmehl und alternative Zuckerarten beispielsweise schmecken intensiver und sind nährender als Weißmehl und weißer Zucker. Und dass künstliche Aromen anders schmecken als natürliche, das merkt selbst ein abgebrühter Gaumen.

Die intensive Landwirtschaft, die langen Lagerzeiten, die Ernte vor der Reife, das Erhitzen, Pasteurisieren und Homogenisieren in der konventionellen Lebensmittelproduktion setzt den natürlichen Aromen zu: Sie gehen zurück oder verschwinden sogar. Diesen Verlust soll moderne Technik ausgleichen, die dabei auch noch jene wertvollen Mikroorganismen und Enzyme zerstört, die die spezifischen Geschmacksnuancen ausmachen. Die Aromastoffe in konventionellen Produkten werden meistens aus fremden Ausgangsstoffen hergestellt. Diese sogenannten naturidentischen Aromen sind billiger zu produzieren, weil die natürlichen Extrakte nicht in der gewünschten Menge zu haben sind, beispielsweise Erdbeer- oder Vanillearoma. Auch wo »natürliches Aroma« draufsteht, steckt viel Arbeit dahinter: Ein pflanzlicher oder natürlicher Aromastoff wird physikalisch, enzymatisch oder mikrobiologisch behandelt, bis er mit anderen in der Natur vorkommenden Aromastoffen chemisch identisch ist. Sogar aus Schimmelpilzen können so Aromen hergestellt werden, die nach Pfirsich schmecken, aus Zedernholzöl ein natürliches Aroma mit Himbeergeschmack.

Bioqualität liefert generell den authentischen Geschmack, ohne künstliche Aroma- und Farbstoffe, ohne Geschmacksverstärker, Stabilisatoren, künstliche Vitamine oder Mineralstoffe, synthetische Süßstoffe und gentechnisch veränderte Organismen. Verursacht Olivenöl ein leichtes Kratzen im Hals, dann ist das ein Qualitätsmerkmal. Es wird von den Polyphenolen ausgelöst, die bei schonender Pressung erhalten bleiben, mit dabei auch die Salvestrole. Wenn Olivenöl nicht standardisiert ist, schmeckt es nicht immer gleich, da die Natur sich nicht über einen Kamm scheren lässt.

Je häufiger jemand bio isst, desto besser schmeckt es ihm, auch das zeigt die oben erwähnte Studie. Guter Geschmack lässt sich also auch beim Essen, mit der Wahl der Lebensmittel trainieren. Bitterstoffe sind allerdings unbeliebter als die süße und salzige Geschmacksrichtung – vor allem bei Kindern. Sie reagieren ganz natürlich auf die tendenziell medizinisch wirkenden Substanzen, die insbesondere bei bestimmten Krankheiten gebraucht werden. Kranke Tiere versorgen sich sogar selbst damit. So haben Forscher Schimpansen in Tansania beobachtet, unter anderem ein krankes Affenweibchen, das die Zweige eines bestimmten Busches kaute, um den sie normalerweise einen großen Bogen machte. Ihr Junges kostete auch, um die Probe gleich wieder auszuspucken, denn der Zweig schmeckt extrem bitter. Genau richtig für die Affenmutter, die sich damit eine Pflanzenarznei selbst verordnet hat, um Darmparasiten loszuwerden. Dieses Phänomen der tierischen Selbstmedikation ist quer durch die Fauna zu beobachten. So nutzen auch Schmetterlinge, Bienen oder Taufliegen bestimmte Pflanzenstoffe, um sich gegen Parasiten zu wehren und die Medizin ihren Nachkommen zu verordnen.

Geschmacksforscher haben herausgefunden, dass Kinder bis zu siebzehn Mal probieren müssen, bis ihnen etwas schmeckt. Zudem prägt die Ernährung der Mutter in der Schwangerschaft die Vorlieben ihrer Kinder mit, wie bereits erwähnt wurde. Das kindliche Essverhalten wird aber auch stark durch Vorbilder prägt. Wie Familie und Umfeld essen, färbt auf die Kinder ab. Sind täglichen Mahlzeiten in harmonischer Atmosphäre möglich, verbindet das Kind damit angenehme Gefühle und wird gern essen. Dann schmeckt der Kuchen von der lieben Oma am besten oder der griechische Salat, weil er an die schönen Ferien an der Ägäis erinnert. Fakten, Gebote und Verbote rund um gesundes Essen hingegen bringen nicht viel, meint Thomas Ellrott, Ernährungspsychologe an der Universität Göttingen. Vielmehr sollten die Eltern ein konstantes, gesundes kulinarisches Vorbild abgeben, dann wird ihr Kind am ehesten auch Brokkoli oder Artischocken essen wollen, die unter anderem viele Salvestrole enthalten.

Alte Sorten von Obst und Gemüse schmecken grundsätzlich intensiver als neuere Züchtungen, die die Massenware prägen.[16] Bei der Züchtung ändern sich unter anderem auch die Gene, die für die Geschmacksbildung zuständig sind. So sind die meisten Äpfel im Supermarkt zwar schön anzusehen, geschmacklich können sie sich mit den Tausenden alten Sorten selten messen. Zudem stehen im Supermarkt durchschnittlich nur etwa fünf Sorten zur Auswahl: meist Gala, Braeburn, Topaz, Jonagold, Golden Delicious.

Ein weiteres Beispiel sind jahrzehntelang gezüchtete Tomaten, die zwar gut aussehen, aber kaum schmackhaft genannt werden können. Zudem fehlen ihnen Nährstoffe. Der Wissenschaftler Harry Klee von der University of Florida hat versucht, diesen Fehler ohne gentechnische Methoden zu beheben, zumindest im Labor. Der Geschmack von Tomaten entsteht bei ihm aus über vierhundert Aromen, darunter jenen von Bananen, Äpfeln, Rosen, Käse, Schokolade und japanischem Meerrettich. Je nach Sorte ist die Aromastoffmenge sehr unterschiedlich. Mit Testessern hat der Forscher das Rezept für die schmackhafteste Tomate zusammengestellt, die nun von zwölf Aromastoffen dominiert wird. Diese »Wundertomate« ist aber nicht käuflich, denn für ihre Marktreife wären zahlreiche Sicherheitstests nötig, die fünfzehn Millionen Dollar kosten und das Produkt arg verteuern würden. Konsumenten, die sich an herkömmliche alte Sorten halten, treffen damit jedenfalls eine sichere Entscheidung.

Bio kostet – aber nicht Ihre Gesundheit!

Vor gut zwanzig Jahren war Bio ein Nischenmarkt. Auch wenn zertifizierte Biolebensmittel weltweit nur ein Prozent ausmachen,

---

16 Von den alten Kulturpflanzen sind in den vergangenen hundert Jahren leider drei Viertel verlorengegangen. Das EU-Saatgutverkehrsrecht wird derzeit diskutiert. Es könnte zu strengeren Auflagen und Normierungen von Saatgut kommen. Seltene Sorten könnten diese Tests nicht bestehen, die Pflanzenvielfalt würde bedroht, befürchten unter anderem die Umweltschutzorganisationen Global 2000 und Arche Noah, eine österreichische Initiative zur Rettung des Saatgutes.

legt der Bioanteil in einzelnen Ländern jährlich zu. In Deutschland etwa betrug der Umsatz im Jahr 2011 fast vier Prozent der gesamten Lebensmittelwirtschaft. Der Biotrend geht dort mehr oder weniger durch alle gesellschaftlichen Schichten. Discounter haben immer öfter und immer mehr Bioprodukte im Angebot. In Deutschland gehören heute drei Prozent der Haushalte zu den intensiven Biokonsumenten und vierzehn Prozent der Verbraucher zu den durchschnittlichen Biokäufern. Die Nachfrage ist so stark gewachsen, dass die heimische Produktion derzeit nicht nachkommt und immer mehr Bioware importiert wird. In puncto Ausgaben für Biolebensmittel liegt Österreich hinter der Schweiz und Dänemark auf dem dritten Platz.

Die Mehrkosten sind für viele Bioverweigerer das Hauptargument, nicht bio zu kaufen. Bioprodukte kosten generell mehr als die konventionellen, weil sie aufwendiger erzeugt, verarbeitet und verteilt werden müssen. Sie verursachen aber weniger negative Kosten für die Umwelt als die konventionellen. Zudem relativieren sich die Mehrkosten im Vergleich zu konventionellen Premium-Produkten. So können einige Biolebensmittel, wie Milch, Müsli, Spaghetti, Marmelade oder Apfelsaft sogar billiger sein als der Durchschnitt ihrer konventionellen Verwandten.

Die Preisentwicklung für Bio ist derzeit so günstig wie nie zuvor. Der Absatz von Bio-Supermärkten und Discountern steigt stetig, sodass der Handel einsparen kann. Dennoch wird Bio noch länger teurer bleiben, vor allem wegen der höheren Erzeugungs-, Verarbeitungs- und Kontrollkosten. Man muss dabei auch bedenken: Niedrige Lebensmittelpreise im konventionellen Bereich sind unter anderem deshalb möglich, weil die Subventionspolitik die industrielle Nahrungsmittelproduktion begünstigt, oft zuungunsten der Tiere und der Umwelt.

Vandana Shiva rechnet vor, dass die Förderung der kleinen Handelskreisläufe sich allemal auszahlt; sie produzieren zwar etwas teurere Lebensmittel, dafür aber in höchster Qualität. Die Mehrausgaben spart der Konsument letztlich bei den Gesundheitskosten – den eigenen und denen der anderen. So sind etwa Beschäftigte in der ökologischen Landwirtschaft weniger gefährlichen Pestiziden ausgesetzt. Das Pestizid-Aktions-Netzwerk

(PAN) verweist auf Studien in Deutschland, Spanien und Brasilien, wonach Beschäftigte in Gärtnereien und ihre Kinder vermehrt Fruchtbarkeitsstörungen und Missbildungen der Geschlechtsorgane haben – verursacht durch zu hohe Pestizidbelastungen. Viele dieser hormonell wirkenden Pestizide seien laut PAN in Europa zugelassen. Laut einer Studie im Auftrag des Europaparlaments kostet die Behandlung jener Patienten, die durch beruflichen Kontakt mit Pestiziden krebskrank wurden, gesamthaft 26 Milliarden Euro. Zudem verursachen die Pflanzenschutzmittel der Agrarindustrie vierzehn Prozent der globalen Treibhausgase, die maßgeblich zum negativen Klimawandel beitragen. Dieser erfolgt zuungunsten aller Lebewesen, wie auch der weltweite Rückgang des Getreideertrages zeigt. Die Probleme, mit denen die konventionelle Landwirtschaft zu kämpfen hat, haben sich verschärft: Die Böden degenerieren, Siedlungen entstehen auf potenziellem Ackerland, Naturkatastrophen häufen sich, die Durchschnittstemperatur und der Meeresspiegel steigen an.

Pestizide: Einfach nur pfui!

Das Schmelzwasser antarktischer Gletscher zeigt noch immer Spuren des Insektenvernichtungsmittels DDT, das vor Jahrzehnten nicht einmal dort, sondern Tausende Kilometer entfernt verspritzt worden ist.[17] DDT ist mittlerweile in der EU verboten, dafür gibt es andere Pestizide, die im großen Stil in das Grundwasser und damit in unsere Nahrungsmittelkette gelangen. Das

---

17 In ihren Arsenalen hatten die agrochemischen Firmen DDT und seine nahen Verwandten wie Aldrin und Dieldrin entwickelt. Die Biologin und Umweltschützerin Rachel Carson warnte erstmals vor diesem Gift in ihrem Buch *Silent Spring* im Jahr 1962. Sie sah langfristige, schlimme Konsequenzen durch den Einsatz von DDT voraus. Das Gift setzte sich bald im Ökosystem fest, und die Herstellerfirmen sahen sich gezwungen, den Einsatz zumindest in den USA und den Industrieländern zu reduzieren. Regulierungen und Einschränkungen konnten der Expansion der Agrochemie allerdings nichts anhaben, insbesondere im Verein mit der ebenfalls boomenden pharmazeutischen Industrie.

rätselhafte Bienensterben könnte auch eine Folge der Pestizide sein, wie Studien zu beweisen suchen. Auch Zusammenhänge mit der Parkinson-Erkrankung und abnehmender Fruchtbarkeit werden hergestellt. Menschliche Samenzellen sind schon jetzt weniger geworden – innerhalb einer Generation um ein Drittel, wie eine groß angelegte französische Studie zeigt. Was ist passiert? Nach der Einführung des Ackerbaus vor 12 000 Jahren haben Menschen schon bald versucht, durch Fruchtwechsel und Düngen das Beste aus den Böden zu holen. Die Selektion von Pflanzen und ausgefeilte Zuchtprogramme sollten den Ernteertrag steigern und die Pflanzen vor Schädlingen bewahren. Das Zeitalter der industriellen Landwirtschaft wurde erst im 20. Jahrhundert eingeläutet – geprägt von Monokulturen, die einfacher und leichter mit landwirtschaftlichen Maschinen zu bearbeiten sind. Seit den 1960er-Jahren werden gezüchtete Samen verwendet, die einen hohen Ernteertrag abwerfen und das Nahrungsmittelangebot derart vergrößern, dass von der »Grünen Revolution« die Rede war. Der Nachteil dieser Strategie: Die Pflanzen müssen mit Pestiziden behandelt werden.

Landwirte mussten sich vorerst keine Gedanken mehr über die natürliche Schädlingsabwehr machen, die jede Pflanze unter anderem durch ihre Salvestrole besitzt. Man verließ sich auf die chemischen Pestizide und nahm es auf die leichte Schulter, dass diese Substanzen auch gleich jene Lebewesen mit töten, die der Pflanze bei ihrer natürlichen Abwehr helfen: Insekten, Parasiten, Mikroben usw., die sich entwickelt haben, um die Anzahl der Pflanzenschädlinge zu kontrollieren. Zudem laufen die Landwirte selbst Gefahr, im Umgang mit chemischen Pflanzenschutzmitteln akute oder chronische Vergiftungen davonzutragen. Dazu kommt, dass die Natur offenbar immer wieder eigene Anpassungsstrategien findet. Insekten, die Pestizide überlebten, mutierten solcherart, dass sie das Gift verstoffwechseln und ausscheiden konnten. Das war die Geburtsstunde der Insektizid-Resistenz, auf die die Agrochemie zu reagieren hatte – bis heute ohne andauernden Erfolg. Ein Beispiel: Im Frühjahr 2013 berichtete die brasilianische Zeitschrift »Agro DBO« über einen starken Schädlingsbefall von Feldern mit gentechnisch verändertem Bt-Mais.

Landwirte in mindestens neun Bundesstaaten rechnen mit Ernteeinbußen von rund zehn Prozent, obwohl sie die Insektizid-Menge erhöht hatten. Die Bauern machen die zunehmende Resistenz der Insekten gegen die eingesetzten Bt-Maissorten für den Schädlingsbefall verantwortlich.

Deutsche konventionelle Landwirte können aus 640 chemisch-synthetischen Pestizidarten wählen, und sie greifen kräftig zu, wenn es darum geht, Unkraut, Pilze und Insekten zu vertilgen. Der Verbrauch von Pestiziden bei gentechnisch veränderten Pflanzen in den USA ist um sieben Prozent angestiegen, vor allem durch den Einsatz von Glyphosat, ein Total-Herbizid, das weltweit am meisten unter den Namen Roundup, Weedkiller oder Dominator verkauft wird. Es ist auch auf deutschen Äckern verbreitet. Die Unbedenklichkeit des Mittels wird inzwischen bezweifelt.

Die Umweltorganisation Greenpeace hat 1134 weltweit verwendete Pestizide von unabhängigen Experten überprüfen lassen. 29 Prozent davon sind als gefährliche Pestizide eingestuft worden, darunter 168 Spritzmittel, die die Europäische Union erlaubt. Greenpeace fordert, diese gefährlichen Pestizide zu verbieten. Dreizehn der gefährlichsten würden Verbraucher besonders oft über die Nahrung aufnehmen, etwa Imazalil oder Iprodion, wobei Letzteres im Verdacht stehe, krebserregend zu sein. Laut Greenpeace würde die Hälfte der Pestizide in Obst, Gemüse und Getreide erst gar nicht entdeckt, trotz bester staatlicher Lebensmittellabore, die nach Pestiziden suchen. Greenpeace kritisiert die »industriefreundliche Pestizidzulassung in Deutschland und der EU sowie Mängel bei der Überwachung durch die Länder«.

Die EU-Lebensmittelbehörde EFSA hat im Dezember 2012 bestätigt, was Imker schon länger wussten: Pestizide aus der Gruppe der Neonicotinoide (insektizide Beizmittel) sind für Bienen und Vögel gefährlich. Bereits eine geringe Dosis bewirke, dass Honigbienen ihre Orientierung verlieren, zudem werde ihre Fortpflanzungsfähigkeit eingeschränkt – ein Drama, nicht zuletzt weil Bienen für die Bestäubung zahlreicher Pflanzen zuständig sind. Imker machen diese relativ neuen Pestizide für das Bienensterben verantwortlich, das seit 2007 für Schlagzeilen sorgt und 2012 ein Rekordhoch erreichte. Auf Druck von Umweltorganisationen und der Öffentlichkeit sowie mit einschlägigen wissenschaftlichen Untersuchungen gepolstert, hat die EU-Kommission ein Teilverbot für Neonicotinoide erlassen, das mit 1. Dezember 2013 in Kraft getreten ist. Es gilt für die Wirkstoffe Clothianidin, Imidacloprid und Thiamethoxam. Über siebzig weitere Produkte dieser Wirkstoffgruppe bleiben aber vorerst zugelassen, während Greenpeace die Politiker unermüdlich auffordert, Landwirte gesetzlich dazu zu verpflichten, eine sinnvolle Fruchtfolge einzuhalten, um Schädlinge besser bekämpfen zu können – möglichst ohne giftige Chemikalien.[18]

Gesunde Erde riecht nach Wald

Der Ausstieg aus der industriellen Landwirtschaft vollzieht sich bereits in mehr oder weniger kleinen Schritten mit verschiedenen Methoden. Die ökologische Landwirtschaft ist unterschiedlich ausgeprägt, einige Grundsätze haben aber alle Richtungen gemein: Biobauern lehnen chemische Hilfsmittel ab. Sie vermeiden Monokulturen, stärken die natürlichen Abwehrkräfte der Pflanzen, fördern die Fruchtbarkeit des Bodens und bauen mehr Hülsenfrüchte an, die den Stickstoff aus der Luft speichern und an die Erde weitergeben.

Biobauern, die auf gute Fruchtfolgen achten, fördern damit die Artenvielfalt. Sie bauen etwa abwechselnd Kartoffeln mit Bohnen oder Weizen mit Klee an und lassen nur alle fünf bis sieben Jahre auf dem gleichen Acker dieselbe Pflanze wachsen. Diese Strategie ist gegen Schädlinge wirkungsvoll, die sich zuvor auf eine bestimmte Pflanzenart spezialisieren konnten. Der ab-

---

18 In der ökologischen Landwirtschaft sind gewisse organische und mineralische Düngemittel zugelassen. Einige dieser Düngemittel dürfen aber erst verwendet werden, wenn der Bedarf nachgewiesen werden konnte. In puncto Pflanzenschutz setzt die Bio-Landwirtschaft auf Vorbeugung durch robuste Sorten und auf Schutzmittel aus Naturstoffen und Mikroorganismen.

wechslungsreiche Anbau lässt auch wilde Kräuter, Würmer, Insekten und Mikroorganismen gedeihen, die die Bioerde so gesund machen.

»Die Erde macht alle satt«, weiß die französische Dokumentarfilmerin Marie-Monique Robin, die mit ihrer Arbeit beweisen möchte, dass die gesamte Weltbevölkerung mit pestizidfreien Lebensmitteln ernährt werden kann. Voraussetzung dafür ist eine abwechslungsreiche agro-ökologische Landwirtschaft, die sehr gut auf kleineren Bauernhöfen funktioniert. Dabei werden die sich untereinander ergänzenden Eigenschaften von Pflanzen und Tieren ausgenutzt: So können Pflanzen, die von Schädlingen attackiert werden, andere Pflanzen warnen. Diese locken daraufhin die natürlichen Feinde der Schädlinge an. Pflanzen, die auf den vermeintlich höheren Ertrag hin gezüchtet sind, haben diese Warnsignale längst verloren. Die agro-ökologische Landwirtschaft wird auch von der UNO gutgeheißen, da die lokale Produktion die Pflanzenqualität hebt und Arbeitsplätze sichert. Der afrikanische Bauer etwa, der in sengender Sonnenglut seine Arbeit verrichtet, muss dann nicht mehr mit ansehen, wie ausländische Billigprodukte am Markt seinen Lebensmitteln vorgezogen werden.

Auch die biologisch-dynamische Landwirtschaft, die auf dem ganzheitlichen Konzept der Anthroposophie gründet, hat sich international etabliert. Dieser Anbaustil berücksichtigt die natürlichen Kreisläufe und den Einfluss der Planeten auf die Erde. Heute bescheinigt das internationale Demeter-Markenzeichen rund neuntausend Betrieben in über vierzig Ländern die Einhaltung der biologisch-dynamischen Gebote. Demeter fordert die Landwirte dazu auf, keine überzogenen Ansprüche an den Ernteertrag zu stellen, da diese das Gleichgewicht der Böden zerstören und der Biodiversität schaden.

Im biodynamischen Landbau haben auch wild wachsende Pflanzen und frei lebende Tiere ihren Platz. Chemischer Dünger ist tabu; er wird durch biologisch-dynamische Präparate ersetzt, etwa durch Hornmist, der aus Kuhdung in Kuhhörnern entsteht, wo er gärt und dann über den Winter vergraben wird. Biodynamischer Dünger wird nach den Regeln des kosmischen Kalenders ausgebracht, der die jeweilige Stellung der Planeten berücksichtigt. Eine Studie aus Neuseeland zeigt, dass die meisten Böden der biologisch-dynamischen Betriebe höchste Bioqualität haben.

Bioinitiativen

Der Biomarkt gewinnt in Europa an Bedeutung, mehr und mehr Bauern steigen auf Bio um. In Deutschland ist Bayern besonders ökofreundlich, es zeigt den höchsten Bioanteil an der gesamten Anbaufläche. Die Anzahl der Landwirtschaftsbetriebe in der Schweiz, die sich Anfang 2012 zu einer Umstellung auf Bio entschieden haben, hat mit 220 Betrieben im Vergleich zum Vorjahr um gut 27 Prozent zugenommen.

Eine Studie im Auftrag von Bio Austria, dem größten Bioverband Europas, zeigt, dass sich ein Drittel der österreichischen Bauern vorstellen kann, auf Biolandwirtschaft umzustellen, insbesondere wenn die Förderbedingungen verbessert werden sollten. Ein Bioflächenanteil von vierzig Prozent wäre dann möglich, heißt es optimistisch aus dem Verband. Schon jetzt ist Österreich weltweit an der Spitze mit rund zwanzig Prozent ökologischem Landbau, um den sich 21 500 Biobauern kümmern. Manche von ihnen arbeiten auch grenzüberschreitend, wie etwa eine Kräutergenossenschaft im oberösterreichischem Mühlviertel, die ihre Produkte nach Deutschland liefert.

Auch unter den französischen Bauern steigen immer mehr auf Biolandwirtschaft um. Insbesondere Getreide und Milch kommen auf den Ökomarkt. In puncto Biomilch ist Frankreich sogar schon Selbstversorger geworden. Experten rechnen damit, dass dem bald Rindfleisch, Wein, Geflügel und Eier folgen werden. Die Anbaufläche für das französische Biosiegel AB dürfte laut Prognosen im Jahr 2013 noch kräftig gestiegen sein.

Auch das junge EU-Land Rumänien, das seit dem Fall des diktatorischen Ceaușescu-Regimes im Jahre 1989 weithin ungenutzte und qualitativ hochwertige Ackerflächen hat, baut seinen Bioanbau aus. Zwischen 2001 und 2011 ist in Rumänien die ökologisch bewirtschaftete Fläche um knapp das Neunfache gestiegen, die Zahl der zertifizierten Biobetriebe hat sich verdreifacht. Die Bioproduktion konzentriert sich auf Getreide, Raps- und Sonnenblumensaat, Beeren, Wildkräuter, Honig, Wein und Rosen. Das Gros wird exportiert, insbesondere nach Deutschland, Italien, Österreich, in die Schweiz und in die Niederlande. Ein Blick außerhalb Europas zeigt keine Fata Morgana: Denn auch Scheichs in Saudi-Arabien können dem Biolandbau mehr und mehr abgewinnen. Bis 2015 soll dort der Bioanteil auf fünf bis zehn Prozent anwachsen. Die Königsfamilie will mit gutem Beispiel vorangehen und ihre landwirtschaftlichen Betriebe auf Ökomethoden umstellen. In den Großstädten haben Supermärkte Bio im Angebot, das zumindest für die kaufkräftigere Klientel interessant ist. In Riad kann sie sich sogar aus der Biokiste mit Obst und Gemüse im Abo bedienen. Die saudi-arabische Biostrategie wird von der GIZ, der Deutschen Gesellschaft für Internationale Zusammenarbeit, unterstützt.

Staatliche und private Bioinitiativen sind weltweit entstanden – im Großen und im Kleinen. Auf allen fünf Kontinenten kreieren Bioköche nicht nur ihre Menüs im Einklang mit dem Ökosystem, sondern denken auch über die Zukunft des Essens nach. Zu finden sind solche Initiativen in den Reisfeldern Chinas, in den grünen Tälern des Baskenlands, unter den Kokospalmen Benins, in der tasmanischen Prärie oder unter den Mammutbäumen Kaliforniens.

In Afrika etwa hat Pater Godfrey Nzamujo ökologische Landwirtschaftsbetriebe gegründet, die auf dem Prinzip der Biodiversität basieren. In Benin, Togo und Nigeria wird diese nachhaltige Landwirtschaft mit entsprechender Ausbildung, Erzeugung und Forschung gefördert. Die Zentren haben Restaurants, in denen Zutaten aus lokaler Produktion in die dampfenden Töpfe kommen. Diese Zentren sind vom Pioniergeist getragen, der die örtliche Landwirtschaft belebt und die Menschen von Nahrungsmittelimporten unabhängiger machen soll.

Einen ähnlichen Weg will auch der Himalaja-Kleinstaat Bhutan gehen, der regen Lebensmittelimport betreibt. Per Regierungsprogramm soll mittelfristig auf hunert Prozent biologische Landwirtschaft umgestellt werden. Immer mehr Bauern sind davon überzeugt, dass die Arbeit in Harmonie mit der Natur die besten Erträge erzielt, heißt es aus dem Ministerium. Diese Ansicht teilen auch Vertreter der vedischen Landwirtschaft, für die die deutsche Ayurveda-Ärztin Dr. Karin Pirc eine Lanze bricht: Diese traditionelle Bewirtschaftungsform stellt Erträge und Qualität der konventionell angebauten Nahrung weit in den Schatten.

Der Wurmturm für mehr Salvestrole

Wenn Sie nach diesen optimistischen Beispielen im eigenen Garten Ökoinitiative ergreifen wollen, dann können Sie sich einen sogenannten Wurmturm bauen. Lebensmittel haben oft eine lange Reise quer über die Kontinente hinter sich, bevor sie im Supermarkt um die Ecke landen. Das globalisierte Angebot ist nicht die beste Wahl, lokale Bioprodukte sind besser. Wenn Sie einen Gemüse-, Kräuter- oder Obstgarten besitzen, können Sie sich die besten Salvestrole selbst auf den Teller liefern. Um natürlich zu düngen und gleichzeitig organische Abfälle zu recyclen, empfiehlt sich der Wurmturm.

Dazu besorgen Sie sich ein etwa 50 Zentimeter langes Plastikrohr mit etwa 15 Zentimeter Durchmesser und bohren mit einer Bohrmaschine in den unteren Teil einige Löcher mit etwa 8 Millimeter Durchmesser, durch die die Würmer hindurchpassen. Stecken Sie das so präparierte Rohr in die Erde. Sie geben Kompost plus 50 Regenwürmer dazu und füttern regelmäßig mit organischen Küchenabfällen. Das aus der Erde herausragende Rohrende wird mit einem Blumentopf aus Ton abgedeckt. Die Würmer fungieren als »Nutztiere« in Ihrem Boden, sie produzieren nährstoffreiche Abfälle und »Wurmwasser«. Durch regelmäßiges Gießen des Wurmturmes bzw. durch den Regen verteilen sich die Nährstoffe in der Umgebung und lassen eine reiche Ernte erwarten. Die Zahl der Würmer verdoppelt sich innerhalb eines Monats. Genug, um weitere Wurmtürme aufzustellen oder an Biogartenfreunde zu verschenken.

Wie Sie (sich) die besten Salvestrole sichern

Neben der salvestrolegerechten Auswahl der Lebensmittel und der schonenden Zubereitung gibt es noch einige weitere Möglichkeiten, für eine gesunde Ernährung einzutreten. Hier eine Auswahl:

– Fördern Sie die Biobranche, indem Sie zu ihren Produkten greifen. Bleiben Sie auch dabei kritisch und orientieren Sie sich an der regionalen Erzeugung. Biobauern auf dem Wochenmarkt sind eine gute Adresse, Bioerdbeeren im Winter sind weniger toll. Kaufen Sie wo möglich fair gehandelte Produkte.
– Essen Sie öfter oder generell vegetarisch. Dabei unterstützen Sie zahlreiche Kochbücher oder der Online-Coach des Vegetarierbundes Deutschland (VEBU) unter www.vebu.de oder www.veggieworld.de.
– Legen Sie Ihren eigenen Biogemüsegarten an oder zumindest ein Kräuterkistchen, in dem Sie Biosamen säen.
– Für mehr ökologische Vielfalt in Ihrem Garten hat der gemeinnützige österreichische Verein Arche Noah ein Saatgut-Sortenarchiv mit 6000 regionalen oder seltenen Kulturpflanzen aufgebaut. Alte Gemüse- und Obstsorten überleben nur, wenn wir damit kochen! Bestellungen unter www.arche-noah.at.
– Herkunftsbestimmungen für alte Obstsorten anhand von Listen und Datenbanken finden Sie unter www.bund-lemgo.de/alte-obstsorten.

Ökoinitiativen unterstützen

Unterstützen Sie Ökoinitiativen und informieren Sie sich über einschlägige Projekte, zum Beispiel unter:
– www.boelw.de
– www.freievielfalt.at
– www.naturschutzbund.at
– www.saveourseeds.org
– www.sozialmarie.org/projekte

Fachliteratur studieren

Greifen Sie zu inspirierender Fachliteratur, wie etwa:

- *Der große Bio-Schmäh: Wie uns die Lebensmittelkonzerne an der Nase herumführen* von Clemens Arvay. Der Agrarbiologe geht Bio-Markenversprechungen der Lebensmittelkonzerne in Österreich nach und stößt dabei auf ernüchternde Gepflogenheiten (Ueberreuter 2012).
- *Die Ziege in der Brotbüchse* von Janine Lange. Hier schreibt eine Mutter über die Umstellung der gesamten Familie auf Bioernährung und welche praktischen Hindernisse dabei auftreten können (Books on Demand).
- *Die Generation »Man müsste mal«. Eine Streitschrift* von Claudia Langer. Die Autorin ruft unter anderem zur Änderung unseres Konsumverhaltens und zum öffentlichen Engagement für eine nachhaltige Lebensweise auf (Droemer Verlag 2012).
- *Wenn Mutter vegan wird* von Jumana Mattukat. Die Autorin erzählt von ihren Erfahrungen mit ihrer Ernährungsumstellung und wie sich diese auf ihre Familie auswirkte (J. Kamphausen Verlag 2013).
- *Bewusst anders* von Georg Schweisfurth. Der Biopionier beschreibt die Kehrtwende seines landwirtschaftlichen Betriebes weg von der Massentierhaltung (Deutscher Taschenbuchverlag 2012).

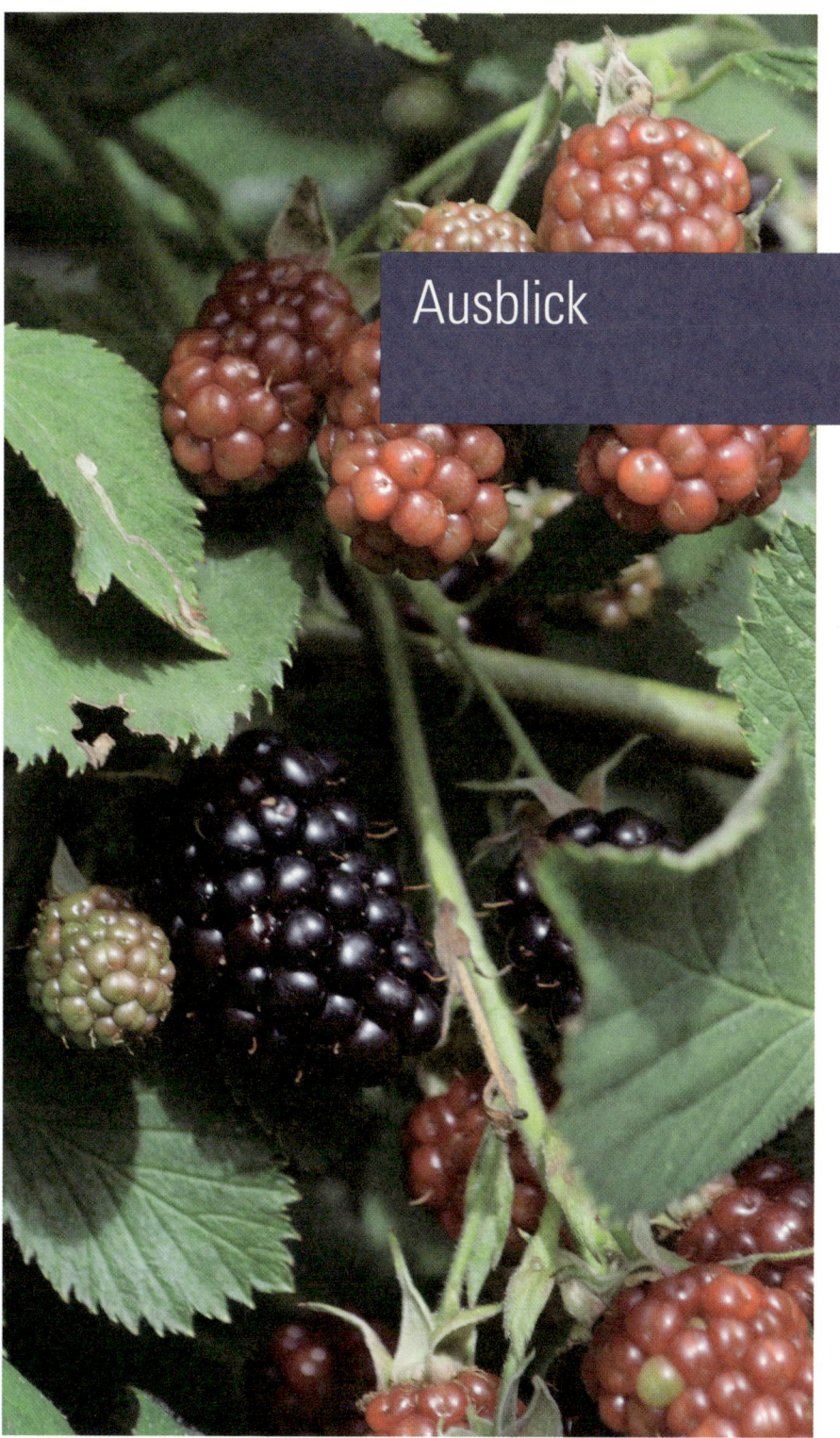

Ausblick

Krebs ist keine moderne Krankheit. Schon Neandertaler, die vor 120 000 Jahren lebten, konnten Tumore haben, obwohl sie sich naturbelassen ernährten und keinen giftigen Chemikalien ausgesetzt waren. Wissenschaftler der Universität von Kansas entdeckten den ersten Fall in der Rippe eines männlichen Neandertalers in der Höhle von Krapina in Kroatien. Zuvor wurde der älteste bekannte Tumor auf circa viertausend Jahre datiert. Alte ayurvedische Schriften beschreiben Tumore, wie sie vor mehr als zweitausend Jahren auftraten. Der griechische Arzt Galen, der im zweiten Jahrhundert nach Christus praktizierte, gab der Krankheit den Namen, den wir heute gebrauchen: Er verglich einen Tumor der Brust bildhaft mit einem auf der Haut festgekrallten Krebs.

Heutzutage konzentriert sich die Krebsforschung darauf, verträglichere und wirksamere Therapien zu finden, als es sie bisher gibt. Da Krebs in jedem Alter auftreten kann, generell aber eine Krankheit ist, die ältere Menschen befällt, gewinnt auch die Vorbeugung an Bedeutung. Zahlreiche Studien untersuchen den augenscheinlichen Zusammenhang zwischen dem Lebensstil und dem Risiko, an Krebs zu erkranken.[19]

Die Salvestrole-Forschung weist immer wieder darauf hin, dass Menschen, die genügend Salvestrole durch die Nahrung bzw. Nahrungsergänzungsmittel zu sich nehmen, Krebs vorbeugen können. Wenn die Krankheit bereits ausgebrochen ist, kann das hoch konzentrierte Salvestrole-Nahrungsergänzungsmittel sehr

---

19 Zum Beispiel das Studienprogramm Epic – European Prospective Investigation into Cancer and Nutrition.

wirksam sein, wie die Fallbeispiele zeigen. Die natürlichen Salvestrole können nicht als Medikament patentiert werden, das synthetisch hergestellte Salvestrole-Medikament Stilserene hingegen ist noch nicht auf dem Markt. Derzeit durchläuft es die toxikologischen Tests der klinischen Prüfung; mit der wirtschaftlichen Produktion ist nicht vor 2025 zu rechnen.

Was die Salvestrole-Forscher noch wissen wollen

Die Wissenschaftler untersuchen konsequent die Schlüsselfunktion des Enzyms CYP1B1 in der Krebsbekämpfung und hoffen, weitere Salvestrole zu finden, die sich durch noch höhere Selektivität auszeichnen. Ein weiterer Schwerpunkt ist die Früherkennung, die bis dato eines der größten Probleme in der Krebstherapie und bei der Überwachung der Krankheit darstellt. Derzeit existieren keine für alle Krebserkrankungen geeigneten Früherkennungsmethoden, und jene, die es gibt, sind unter Fachleuten umstritten. Die wichtigsten diagnostischen Verfahren sind Ultraschall, Röntgen, Computertomografie, Kernspin, Endoskopie und Blutuntersuchungen. Letztere haben allerdings noch vergleichsweise geringere Aussagekraft. Für die Erkennung von Prostatakrebs liegt mit dem PSA-Test (PSA: Prostate Specific Antigen) ein richtungsweisender Krebsmarker vor, für Brustkrebs gibt es die Mammografie. Beide Verfahren sind aber nicht zuverlässig. Viele Patienten erhalten die Diagnose Krebs erst, nachdem sie selbst auffällige Symptome oder Geschwülste entdeckten. Zu diesem Zeitpunkt ist die Krankheit schon so weit fortgeschritten, dass sie lebensgefährlich sein kann und die Behandlung weitaus schwieriger wird.

Wie viele andere Krebsforscher suchen auch die Salvestrole-Experten nach einem Bluttest, der Krebszellen schon zeigt, wenn sie nur in geringer Menge vorhanden sind. Dieser Bluttest sollte auch kenntlich machen können, ob und inwieweit eine Krebstherapie erfolgreich ist bzw. welche Medikamentendosis angezeigt ist.

Das CYP1B1-Enzym, das in nahezu allen Krebsarten beim Menschen vorkommt, wird von den Salvestrole-Forschern als universeller Tumormarker angesehen, mit dem gesunde von kranken Zellen zu unterscheiden sind. Die Forscher sehen in diesem Enzym den Schlüssel zur Früherkennung. Es wird derzeit für die Entwicklung von Diagnoseverfahren für die Krebsfrüherkennung und das Monitoring genutzt – erfolgreich, wie es aus der kanadischen Firma Care Biotechnologies heißt. Sie ist eine der Drehscheiben für diese Forschungen und setzt viel daran, markttaugliche Tests zu entwickeln, um möglichst viele Menschen zu erreichen.

Bis dato hat Care Biotechnologies einen Bluttest entwickelt, der direkt die Menge des CYP1B1-Proteins im Blut messen kann, die bei Krebspatienten sehr groß ist. Zudem haben es die Forscher geschafft, den Salvestrol-Metaboliten, der durch den aktivierten Salvestrol-CYP1B1-Mechanismus entsteht, ebenfalls im Blutplasma nachzuweisen. Dafür standen vier Versuchspersonen zur Verfügung, die Salvestrole-Kapseln einnahmen, wobei die Salvestrole-Konzentration im Blut drei Stunden nach der Einnahme am höchsten ist. Kapseln waren dabei nötig, weil die Konzentration der extrahierten natürlichen Salvestrole darin weit höher als in Pflanzen ist. Es konnten aber natürliche Substanzen verwendet werden, wie Brian A. Schaefer betont. Ein solcher Test, der für alle Krebsarten geeignet ist, muss nun validiert und für den Probelauf in kommerziellen Labors vorbereitet werden. Professor Dan Burke ist zuversichtlich, diesen Bluttest 2014 wissenschaftlich publizieren zu können.

Oberstes Ziel der Forscher ist es, mit dem Bluttest den Krebs möglichst früh zu erkennen, da er dann wesentlich leichter zu behandeln ist. Wenn Sie sich eine Erbse vorstellen oder auf Ihren kleinen Fingernagel schauen und sich gut die Hälfte davon wegdenken, dann haben Sie jene Größe, ab der sich ein Tumor derzeit erst entdecken lässt. Zuvor ist der Krebs leise gewachsen, meist ohne dass der Patient Symptome zeigte. Ideal wäre es, die Krankheit weitaus früher zu erkennen und zu behandeln. Regelmäßige Tests können auch dabei helfen, das Ausmaß des Krebsgewebes festzustellen und die Wirkung der jeweiligen Therapie zu überprüfen. Patienten, die sich früh zu einem gesunden Lebensstil und einer an Salvestrolen reichen Bioernährung entschließen,

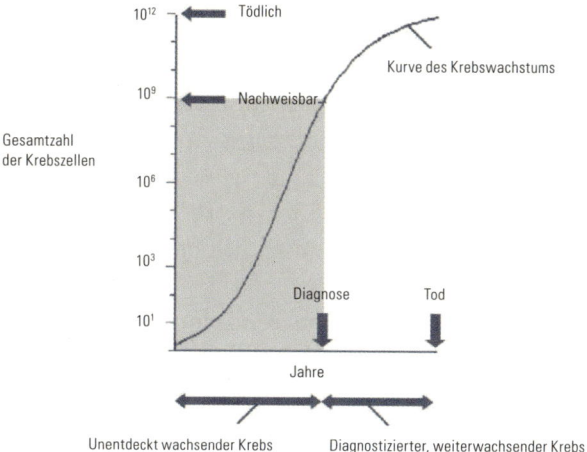

10^12 ← Tödlich

Kurve des Krebswachstums

10^9 ← Nachweisbar

Gesamtzahl
der Krebszellen

10^6

10^3

10^1 — Diagnose   Tod

Jahre

Unentdeckt wachsender Krebs   Diagnostizierter, weiterwachsender Krebs

Diese Grafik zeigt, dass Krebs mit der derzeitigen Technologie erst ab einer Größe von circa einem Kubikzentimeter nachweisbar ist; das entspricht der Größe einer Erbse.

könnten die Krankheit mitunter schon durch diese Maßnahmen in den Griff bekommen, meint Anthony Daniels in seiner Eigenschaft als Direktor von Care Biotechnologies.[20]

Die Weltgesundheitsorganisation schätzt, dass ein Drittel der Krebspatienten durch konventionelle Therapien geheilt werden könnte, wenn die Krankheit früh genug entdeckt werden würde. Inzwischen haben Wissenschaftler Krebs-Gene, sogenannte Marker-Gene identifiziert, aus denen neue Vorsorgetests entwickelt werden sollen. Alle für Krebs maßgeblichen Erbgutveränderungen sind damit aber noch nicht identifiziert.[21]

Große Hoffnungen werden auch auf die Liquid-Biopsie, die »flüssige Biopsie« gesetzt. Diese molekulare Früherkennung per Blutprobe gründet auf der Tatsache, dass Krebsherde ihre Erb-

---

20 Der aktuelle Forschungsstand ist auf der Website www.carebiotech.com detailliert nachzulesen.

21 Collaborative Oncological Gene-environment Study (COGS) nennt sich das Studienprojekt, in dessen Rahmen neue Marker-Gene identifiziert wurden.

moleküle schon sehr früh in den Blutkreislauf abgeben. Wird die DNA eines Bluttropfens identifiziert, sind auch typische Krebs-Gene mit ihren Schädigungen ersichtlich. Wirtschaftlich realisierbar ist die Liquid Biopsie noch nicht. Für einen Patienten kostet sie derzeit einige Tausend Euro, und ihre Analyse dauert bis zu einem Monat.

Silvestrole

Gleich vorweg: Silvestrole mit »i« sind keine Salvestrole. Die beiden Substanzen haben eine sehr unterschiedliche chemische Struktur. Was sie gemeinsam haben, ist ihre natürliche Anti-Krebs-Wirkung. Silvestrole werden aus den tropischen Aglaia-Bäumen (*Aglaia stellatopilosa*, Mahagoni) auf Borneo, Malaysia und einigen pazifischen Inseln gewonnen. Wissenschaftlich gesehen sind sie eine relativ junge Entdeckung, auch wenn Silvestrole in der traditionellen Medizin Malaysias schon lange angewendet werden, allerdings gegen Verdauungsprobleme und nicht gegen Krebs. Forscher der Ohio State University untersuchen seit 2004 die Wirkung der Silvestrole auf Tumore bei Mäusen. Sie wissen bereits: Die Substanz tötet Krebszellen, ohne gesundes Gewebe anzugreifen. Die Forscher hoffen nun auf erfolgreiche Tests mit menschlichen Zellen. Dieses Beispiel zeigt, dass sich der Graben zwischen der Komplementärmedizin und jener der Universitätskliniken langsam zu schließen beginnt. Nicht zuletzt bieten heute bereits mehrere Universitätskliniken in Deutschland komplementärmedizinische Beratung für Krebspatienten an. Im Rahmen eines Pilotprojektes, das die Deutsche Krebshilfe unterstützt, werden Beratungsstandards entwickelt und die komplementäre Therapie wird wissenschaftlich bewertet.

Womit die Krebsforschung noch kämpft

Zweihundert unterschiedliche Krebsarten sind bis dato bekannt. Die konventionelle Therapie der Schulmedizin besteht vor allem aus Chemotherapie, Bestrahlung und in jüngerer Zeit auch aus Immuntherapien. Letztere gründet auf den Versuchen des US-amerikanischen Chirurgen William Coley, der im späten 19. Jahrhundert Bakterien in Tumore spritzte, worauf die Geschwülste schrumpften. Aus der Erkenntnis, dass der infizierte Organismus offenbar gegen Bakterien und Krebszellen gleichermaßen Sturm lief, wurden Immuntherapien entwickelt. Diese gewinnen an Bedeutung, einige haben es in die klinische Praxis geschafft, andere werden noch getestet. Weltweit sind es derzeit tausend neue Medikamente, darunter Antikörper und Tumorwachstumshemmer, die unter die Lupe genommen werden. Mit der Anti-Krebs-Spritze zur Impfung und Immuntherapie haben etwa Ärzte an der University of Pennsylvania in den USA einige Erfolge verbucht. Sie programmieren die Immunzellen der Patienten so um, dass diese geradewegs die Tumorzellen attackieren.

Forschern in Japan ist es 2012 gelungen, das Leben der sogenannten weißen Killerzellen zu verlängern. Ziel ist es, sie auch bei Krebs wirksam einsetzen zu können. Genügend natürliche Killerzellen sind Teil des gesunden Immunsystems. Sie suchen ständig nach Bakterien, Viren und Krebszellen, die sie vernichten können. Killerzellen brauchen nicht erst durch spezifische Krankheitserreger aktiviert werden. Allerdings können sie durch gesunde Ernährung, insbesondere durch den Wirkstoff Sulforaphan, der in Kohlgemüse enthalten ist, deutlich vermehrt werden.

Die japanischen Forscher entwickelten nun aus weißen Blutkörperchen künstliche Killerzellen, die länger leben als natürliche Killerzellen (T-Lymphozyten), die der Körper selbst produziert und die zu seinem Immunsystem gehören. Sie erkennen fremde Organismen oder kranke Zellen und können sie abtöten. Diese Zellen stehen schon seit Jahren im Mittelpunkt der Krebsforschung. Für eine erfolgreiche Krebstherapie ist ihre Anzahl und Lebensdauer allerdings zu gering. Jetzt geht es darum, herauszufinden, ob die künstlichen Killerzellen im menschlichen Körper bestimmte Tumorzellen erkennen und töten können, ohne die gesunden Zellen anzugreifen, heißt es aus dem Riken Research

Center in Yokohama. Sollte das gelingen, könnten die Zellen direkt in die Patienten injiziert werden.[22]

Es mehren sich die Hinweise, dass die sogenannten Krebsstammzellen dafür verantwortlich sein könnten, dass ein einmal zurückgedrängter Tumor wiederkehrt, heißt es aus dem Deutschen Krebsforschungszentrum. Bis vor Kurzem gingen Krebsforscher davon aus, dass Krebszellen vollständig vernichtet werden müssten. Jetzt haben sie sich darauf verständigt, dass die Zellen einfach nur am Weiterwachsen gehindert und in Schach gehalten werden müssten. Krebsherde, die mit Antikörpern therapiert werden, gehen zwar nicht zurück, bilden sich aber auch nicht weiter. Damit steigt die Chance auf eine längere Überlebensdauer, so die Info aus der Universitätsklinik München.

Auch Krebserreger halten die Mediziner in Atem. Es vergeht kaum ein Monat, in dem wir nicht über eine neue, angeblich kanzerogenverdächtige Substanz lesen. Der Mediziner Harald zur Hausen, der 2008 den Medizin-Nobelpreis bekam, weil er entdeckte, dass Viren Gebärmutterhalskrebs auslösen, hat nun rohes Fleisch im Visier.[23] Der deutsche Virologe sieht im Verzehr ein Dickdarmkrebsrisiko. Auch der Ostseedorsch ist in die Schlagzeilen geraten. Seine Leber soll so schwer mit den Umweltgiften Dioxin und Furan belastet sein, dass sie den von der EU festgelegten Höchstwert überschreiten. Auch sie stehen in Verdacht, krebserregend zu sein. Freigesetzt werden sie vor allem durch Verbrennungsprozesse in der Industrie.

In der Krebstherapie gewinnt auch die sogenannte personalisierte Medizin an Bedeutung. In nur zwei Tagen können Mole-

---

22 Die Laborergebnisse wurden in der Fachzeitschrift »Cell Stem Cell« veröffentlicht, zitiert aus »Zeit online«, Januar 2013.

23 Professor Harald zur Hausen forschte jahrzehntelang, bis er seine Hypothese beweisen konnte: Gebärmutterhalskrebs wird von HP-Viren – Humanen Papillomaviren – ausgelöst. Aufgrund dieser Erkenntnis wurde ein Impfstoff entwickelt, mit dem bis heute rund 20 Millionen Frauen weltweit geimpft worden sind. Aktuelle Studien erhärten den Verdacht, dass zwischen dem Vorkommen bestimmter Viren und verschiedenen Formen von Leukämie, Brustkrebs und einigen Hirntumoren Verbindungen bestehen.

kularbiologen das Genom eines Tumors entschlüsseln. Daraus bekommen sie Hinweise auf jene Genfehler, die dazu führen können, dass das kranke Gewebe wuchert.[24] Auf dieser Grundlage werden spezialisierte Medikamente entwickelt, die bis dato zumindest bei kleinen Patientengruppen erfolgreich waren. Die Methode des Next Generation Sequencing etwa ermöglicht auf bestimmte Genotypen abgestimmte Leukämietherapien. Das Verfahren ist zwar noch sehr teuer, könnte aber schon in einigen Jahren flächendeckend verfügbar sein. Einer der namhaften Vertreter der personalisierten Therapierichtung ist Dr. Hiroyuki Abe, Präsident der International Society of Personalized Medicine, der 2013 bei der Internationalen Konferenz für Orthomolekulare Medizin in Toronto über seine Erkenntnisse sprach.

An der Berliner Charité wird derweil versucht, mit der neuesten Computertechnologie nützliche Daten unter anderem über das Tumorwachstum zu bekommen. Die Unterarten der Tumore und ihre Ursachen werden immer feiner analysiert und sollen Daten für neue Therapieansätze liefern. Der Schlüssel liegt im Erbgut, das jeden Menschen individuell macht. Dementsprechend sollten die modernen Antikörper-Therapien maßgeschneidert und die Nebenwirkungen möglichst gering gehalten werden. Es ist immer öfter möglich, dass die Antikörper-Therapie den Krebs direkt angreift, da sich das Entziffern des Erbguts verbessert. Bei immer mehr Tumorarten weiß die Medizin bereits, auf welche Mutationen in der DNA sie zurückzuführen sind, heißt es aus der Charité. Dabei fällt eine Flut an Befund- und Therapiedaten an, die von Computerprogrammen aus dem Rechnungswesen erfasst werden. Künftig sollen Ärzte auch relevante externe Befunddaten schnell bereits am Krankenbett abrufen können, ohne diese wie

---

24 Hollywood-Schauspielerin Angelina Jolie ließ sich 2013 vorsorglich beide Brüste entfernen, nachdem bei ihr ein defekter DNA-Abschnitt entdeckt wurde. Frauen erkranken häufiger an Brust- oder Eierstockkrebs, wenn das Gen BRCA1 oder BRCA2 mutiert ist. Diese produzieren wichtige Reparaturproteine. Für die beiden Gene sind mehrere Hundert Mutationen bekannt. Nach epigenetischem Verständnis ist der Mensch allerdings nicht unbedingt Sklave seiner Gene, da auch Umwelteinflüsse, Ernährung und Lebensstil die genetische Wirksamkeit verändern können.

bis dato üblich auf zeitraubendem Weg anfordern zu müssen. Zudem wird an der internationalen Vernetzung gearbeitet, wobei der Datenschutz eine der großen Hürden ist. Denn klar ist: Je zentralisierter die Daten zu haben sind, desto katastrophaler wäre ein unbefugter Zugriff.

An der Münchner Universitätsklinik haben Ärzte damit begonnen, Krebspatienten mit dem weltweit modernsten Strahlenchirurgie-Roboter zu behandeln. Für diese Eingriffe ist kein Skalpell mehr nötig. Die hoch konzentrierten Strahlen schädigen das Erbgut der Krebszellen, sodass diese sich nicht mehr teilen können. Gutartige Tumore können vernarben und die bösartigen zerfallen. Eine Wunderwaffe gegen Krebs ist diese Bestrahlung zwar nicht, sie hat aber den Vorteil, dass weniger Behandlungen als bei herkömmlichen Bestrahlungstherapien nötig sind.

Der amerikanische Biologe und Nobelpreisträger James Watson sieht die Antioxidantien als Angelpunkt der Krebstherapie. Man müsse den Krebszellen die Antioxidantien wegnehmen, um sie verwundbar zu machen, sagt Watson. Er geht davon aus, dass die Antioxidantien, wie zum Beispiel die Vitamine A, C und E, die DNA vor den freien Radikalen schützt. In Krebszellen könnten aber diese freien Radikale nützlich sein – als Vermittler der Apoptose der beschädigten Zellen. Watson sieht darin einen Grund, weswegen manchen Krebsarten so schwer beizukommen ist. Es dürften wohl jene sein, die besonders viele Antioxidantien produzieren und so die freien Radikale blockieren. »Wenn wir keine Möglichkeiten finden, die Menge der Antioxidantien in den Krebszellen zu verringern«, resümiert der US-Biologe, »dann wird Krebs im Spätstadium auch in zehn Jahren noch unheilbar sein.«[25] Ob Watson mit seiner Vermutung in die richtige Richtung zielt, ist noch zu erforschen. Der Königsweg der Krebstherapie ist noch nicht gefunden.

---

25 Science.orf.at am 9. Januar 2013.

Interview mit Professor Dan Burke

Wie schnell wirkt das Salvestrole-Nahrungsergänzungsmittel bei Krebspatienten?
Durchschnittlich ist die Wirkung der Salvestrole nach drei bis vier Monaten messbar. Wir haben vier bis fünf Fälle pro Jahr, die wir als »ultra-responder« bezeichnen. Das sind Krebspatienten, die sehr gut und schnell auf das Salvestrole-Nahrungsergänzungsmittel reagieren. Den größten Nutzen haben Patienten, die zu den Salvestrole-Kapseln auch biologisch angebautes Obst und Gemüse essen, sich regelmäßig bewegen und die Synergisten[26] nehmen.[27]

Kennen Sie auch Fälle, bei denen die Salvestrole-Kapseln nichts bewirkt haben?
Ja, es gibt Leute, die von den Salvestrolen nicht profitieren. Über die eventuell auch genetischen Ursachen dafür wissen wir noch nichts. Wir haben auch noch nicht genügend Daten. Es könnte durchaus sein, dass diese Patienten sich nicht an die Forschung wenden wollen, wenn sie merken, dass ihnen die Salvestrole nicht helfen. Wir haben weitere Studien laufen, derzeit mit Patienten in Südafrika und in Österreich (Wien), die Salvestrole einnehmen. Diese Fallbeispiele werden publiziert.

Ist es notwendig, Salvestrole-Kapseln auch nach der Heilung zu nehmen?
Brian A. Schaefer hat nach den Fallstudien auch noch Follow-up-Studien durchgeführt. Diese zeigen, dass jene Patienten, die nach der Diagnose »krebsfrei« weiterhin Salvestrole nahmen, keinen Rückfall hatten.

---

26 Die tägliche Einnahme von Multivitamin- und Multimineral-Ergänzungsmitteln kann die Wirksamkeit von Salvestrolen verstärken; insbesondere sind hier Biotin (Vitamin H), Niacin (Vitamin B3), Vitamin C, Eisen, Magnesium und Selen zu nennen.

27 Brian A. Schaefer berichtet von einem Patienten, bei dem die Salvestrole-Kapseln erst nach achtzehn Monaten zu wirken begannen.

Salvestrole sind natürliche Substanzen. Ein medizinisches Sprich-
wort, das auf Paracelsus zurückgeht, besagt aber, dass die Dosis das
Gift macht. Gilt das auch für die Salvestrole-Kapseln?
Am Beispiel eines neueren Salvestrols, das wir erst entdeckt haben, können wir erläutern, dass es sehr potent ist und eine hohe
Selektivität hat. Es hat einen extrem hohen therapeutischen Index, wie er sonst nur bei Antibiotika vorkommt. Dieses Salvestrol
kann Nebenwirkungen haben, aber erst ab einer derartig hohen
Dosis, die allein durch die Ernährung plus Salvestrole-Nahrungsergänzungsmittel kaum erreicht werden kann.

Wie zwingend sind die Dosierungsangaben für Salvestrole-Kapseln?
Die Zellen reagieren unterschiedlich schnell auf Salvestrole. Nach
der Einnahme vergehen je nach Individuum dreißig Minuten bis
drei Stunden, bis sie im Blutkreislauf sind. Die Salvestrole-Menge
im Blut entspricht der Salvestrole-Menge in der Zelle. Die Dosis-
Wirkungskurve zeigt, dass nach sechs bis zehn Stunden die Dosis
in der Zelle noch hoch genug ist, um fünfzig Prozent der gewünschten Wirkung zu erzielen. Aufgrund unserer Erfahrung
geben wir Dosierungsempfehlungen ab, auch wenn hier die Prä-
zision nicht so wichtig ist, da es sich um einen Nahrungsbestandteil handelt. Auch der Einnahmezeitpunkt vor, während oder
nach dem Essen ist unbedeutend.

Grundsätzlich gilt: Je höher die Dosis, desto mehr Krebszellen werden getötet. Bei sehr fortgeschrittenem Krebs ist die Behandlung schwieriger, und die Dosis sollte entsprechend erhöht
werden, um die Chancen zu verbessern. Es ist am besten, Salvestrole so früh wie möglich einzunehmen. Wir können das zwar
nicht beweisen, haben aber Daten, die darauf hinweisen. Wir sind
dabei vom Feedback der (mit Salvestrole behandelnden) Ärzte
und Patienten abhängig.

Wäre ein konstanter Salvestrole-Spiegel im Blut nicht am besten,
um die Krebszellen effektiv beseitigen zu können?
Der Salvestrole-Spiegel im Blut muss nicht konstant sein. Wir
gehen davon aus, dass der Körper Zeit mit geringeren Salvestrole-Mengen nutzen kann, um die Zellbestandteile der zerstörten

Krebszellen zu verarbeiten. Ein ideales Einnahmeintervall kennen wir noch nicht. Es dürfte aber individuell sein. Die meisten Patienten nehmen Salvestrole zweimal pro Tag. Das ist auch praktischer, weil sie oft auch noch andere Nahrungsergänzungsmittel oder Medikamente nehmen. Die Gabe von Eisen sollte im Einzelfall von einem Therapeuten entschieden werden, da durch zu viel Eisen das Tumorwachstum gefördert werden kann.

Für Salvestrole als Nahrungsergänzungsmittel gibt es mittlerweile einige Anbieter. Ist es gleich, für welches Produkt man sich entscheidet?
Es gibt mittlerweile verschiedene Firmen, die Salvestrole als Nahrungsergänzung vertreiben.[28] Die Bezeichnungen haben sich in den letzten Jahren, je nach Anbieter, etwas geändert. So gibt es etwa Salvestrol Platinum, Gold, Professional oder Extra. Das ist nicht so wichtig – Hauptsache, die Punkteanzahl stimmt. Leider gibt es auch skrupellose Geschäftemacher, etwa jene, die Resveratrol als (potentes) Salvestrol vermarkten. Wir haben gegen dieses Unternehmen geklagt – bisher ohne Ergebnis. Ich warne auch vor einer spanischen Firma, die Salvestrole auf dem Etikett anführt, unter den Inhaltsstoffen steht aber Resveratrol.

Es gibt ja Leute, die Resveratrol nehmen. Raten Sie ihnen davon ab?
Wer Resveratrol und andere Salvestrole als Nahrungsergänzungen einnimmt, sollte das besser alternierend machen, da das Resveratrol die Wirkung der Salvestrole ab einer bestimmten, aber schlecht zu definierenden Menge hemmen kann. Das gilt auch für das Vitamin B17.

Warum kommt Resveratrol in der Krebsbekämpfung kaum in Frage?
Das Wirkungsspektrum von Resveratrol als Salvestrol ist sehr klein. Bis zu einer bestimmten Dosis hat Resveratrol eine krebshemmende Wirkung. Wird die Dosis aber weiter erhöht, nimmt die krebshemmende Wirkung wieder ab. Warum das so ist, wissen wir nicht genau. In der Praxis lässt sich die krebshemmende

---

28 Siehe Bezugsquellen im Anhang.

Dosierung für Resveratrol jedenfalls kaum festlegen. Resveratrol ist sicher ein besseres Antioxidans als ein Salvestrol.

Könnten die Salvestrole auch über Infusionen zugeführt werden?
Nein! Eine intravenöse Zufuhr der Salvestrole kommt derzeit nicht in Frage. Bevor man eine Substanz intravenös verabreichen darf, müssen erst aufwendige und kostspielige klinische Tests durchgeführt werden.

Brian A. Schaefer schreibt, dass Salvestrole auch Haustieren guttun. Wie viel davon sollte denn ein Hund bekommen?
Die optimale Dosierung der Salvestrole für Hunde ist noch Gegenstand von Untersuchungen, die in den Niederlanden laufen. Im Moment orientiert sich die Dosierung proportional zum menschlichen Körpergewicht. Wir wissen aber, dass Pferde – obwohl sie größer sind – keine wesentlich höhere Dosierung als Hunde brauchen. Für Katzen gilt auch eine gewichtsorientierte Dosierung, aber wir haben bisher fast keine Rückmeldungen.

Ihre Forschungen zum CYP1B1 haben die Grundlage für den Anti-Krebs-Mechanismus der Salvestrole gelegt. Was ist das Besondere an diesem Enzym?
Wir haben herausgefunden, dass das CYP1B1 fast ausschließlich im Krebsgewebe vorkommt und, wenn überhaupt, dann nur in extrem geringer Menge im gesunden Gewebe. Unabhängige Studien, die verschiedenste Krebsarten untersucht hatten, konnten das bestätigen. So haben von 127 Gewebeproben von verschiedenen Krebsarten 96 Prozent das CYP1B1 aufgewiesen. Das CYP1B1 bezeichne ich als Janus-Enzym, also ein Enzym, das eine böse und eine gute Seite aufweist. Bösartig ist es insofern, als es unter anderem chemische Karzinogene aktivieren kann. Gut ist das CYP1B1 dann, wenn es die natürlichen Anti-Krebs-Prodrugs in der Ernährung aktiviert.

Sie haben anklingen lassen, dass Sie kein Freund der Chemotherapie sind. Welche Alternative gibt es denn?
Die Anti-Krebs-Wirkung der Salvestrole ist zielgerichtet, da sie nur auf die kranke Zelle wirkt. Die Natur ist hier der Forschung voraus, die daran arbeitet, Anti-Krebs-Medikamente zu entwickeln, die die Apoptose der kranken Zelle aktivieren und das gesunde Gewebe intakt lassen. Ich bin überzeugt, dass auch die Forschung ein Anti-Krebs-Medikament mit hoher Selektivität wird entwickeln können.

Haben Sie ein Beispiel aus der Anti-Krebs-Medikamentenforschung?
Experimente mit dem synthetischen Anti-Krebs-Stoff PLX4032 zeigen, dass es zielgerichtet und selektiv gegen Hautkrebs wirkt. Wir wissen aber auch (aus unserer Forschung), dass Salvestrole und andere natürliche Substanzen, wie sie etwa in Zitrusfrüchten, Bitterorangen, Propolis, Süßholz und grünem Tee zu finden sind, an anderer Stelle genauso effektiv wirken wie das PLX4032. Der Unterschied: Millionen Dollar fließen in die Entwicklung des Medikamentes und nicht in die Entwicklung eines Heilmittels aus Natursubstanzen.

Was halten Sie vom Medikament Tamoxifen, das zur Prävention von Brustkrebs bei Frauen mit hohem genetischem Risiko verschrieben wird?
Tamoxifen finde ich ungeeignet, da es schlimme Nebenwirkungen hat. Es ist besser, Salvestrole zu nehmen.

Ihr Team forscht an einem Bluttest zur Früherkennung, in dem das Enzym CYP1B1 die Hauptrolle spielt. Können Sie dazu schon eine Prognose abgeben?
Eines der Probleme ist, dass das Enzym im Blutplasma nur mit einer höchst sensiblen Technik nachgewiesen werden kann. Zudem ist sein Anteil im gesunden Plasma verschwindend gering. Die Bluttests der Salvestrole-Forschung sind dennoch sehr vielversprechend. Unser Ziel ist es auch, mit einem spezifischen Bluttest die jeweilige Krebsart zu detektieren und deren Verlauf zu

überwachen. Wir könnten eventuell schon 2014 wissenschaftlich darüber publizieren.

Warum ist die Früherkennung so wichtig?
Ab welchem Zeitpunkt Krebszellen nachweisbar sind, hängt grundsätzlich von der Technologie ab. Mit der uns heute zur Verfügung stehenden Technologie bleiben in der Regel 50 bis 75 Prozent des Tumorwachstums unentdeckt. Ein Tumor ist erst nachweisbar, wenn er ungefähr so groß ist wie ein Drittel des Endgliedes des kleinen Fingers. Das Konzept des stillen Krebses ist inzwischen legal anerkannt.[29] Das Konzept besagt, dass ein Tumor erst nachweisbar ist, wenn schon die meiste Zeit seines Wachstums vergangen ist. Ein englisches Gericht hat in einem Verfahren dieses Konzept bestätigt. Dabei ging es um einen Patienten mit Lungenkrebs, dessen Ursache 30 Jahre zurückliegt: Der Patient musste damals unter gefährlichen Bedingungen arbeiten, da er Chemikalien ausgesetzt war. Laut Schätzungen werden 80 Prozent der Krebsfälle durch Chemikalien ausgelöst.

Welche Empfehlung geben Sie für grundsätzlich gesunde Menschen ab, die präventiv zu Salvestrole-Kapseln greifen wollen?
Die Steinzeitmenschen haben sich wahrscheinlich gesünder ernährt als wir heute. Man kennt ihre Pflanzenarten und hat die Inhaltsstoffe mit modernen Daten verglichen. Täglich 100 Punkte Salvestrole waren für diese Menschen ausreichend. Heute brauchen wir einen extra Schutz, zum Beispiel wegen der Umweltgifte. Vorbeugend dürften 350 Punkte täglich reichen.

Schlucken Sie auch Salvestrole-Kapseln?
Ja! Ich bin gesund und nehme vorbeugend Salvestrole. Meine Frau ebenso und auch meine Mitarbeiter.

Interview von Barbara Allmann im Juni 2013, aus dem Englischen von der Autorin, mit Unterstützung von Claudia Sausmikat.

---

29 Entsprechende Daten stammen von einem US-Anwalt, der Onkologen verteidigt, wenn diesen vorgeworfen wird, dass sie einen Tumor zu spät entdeckt hätten.

Interview mit Anthony Daniels

Um an Salvestrolen reiche Pflanzensorten zu finden, haben Sie mit Botanikern des Eden-Projekts in Cornwall zusammengearbeitet. Was ist daraus geworden?
Als wir mit den Analysen der Pflanzen begonnen hatten, waren wir auf der Suche nach möglichst vielen Sorten. So gibt es etwa Hunderte verschiedene Orangensorten, die aber nicht so ohne Weiteres zu haben sind. Deswegen haben wir bei den Botanikern nachgefragt, um überhaupt erst einen Zugang zu diesen Sorten zu bekommen. Das Eden-Projekt stellt nur einen kleinen Teil unseres Forschungsinteresses dar, ebenso die Zusammenarbeit mit den Royal Botanic Gardens in Kew. Wir forschen jetzt vor allem in Kanada und Malaysia. Derzeit sind wir auf die (Salvestrole-) Bluttests konzentriert. Wir planen aber, wieder einen Schwerpunkt auf die Pflanzenanalysen zu legen. Wann, ist aber noch nicht klar.

Wonach haben Sie gesucht?
Mit dem Eden-Projekt haben wir eine alte Apfelsorte analysiert. Dabei haben wir nicht nur nach den Salvestrolen gesucht, sondern nach der ganzen Palette der aktiven Pflanzenstoffe, die auch andere Krankheiten, wie zum Beispiel Diabetes oder Herzinfarkte beeinflussen. Die alten Sorten hatten typischerweise alle mehr sekundäre Pflanzenstoffe. Interessant ist aber auch, dass mitunter modernere Sorten, wie beispielsweise ein französischer Golden Delicious aus Bioanbau ebenfalls sehr reich an diesen Pflanzenstoffen sein kann.

Warum ist diese Sortenvielfalt so wichtig für die Salvestrole-Forschung?
Wir wissen, dass es schon in der Steinzeit wesentlich mehr Sorten gegeben hat als heute. Damals war die genetische Vielfalt, die Biodiversität sehr groß. Mit der Monokultur der modernen Anbaumethoden geht diese Vielfalt verloren, die Pflanzen werden anfällig für Schädlinge, die dann mit Pestiziden und Fungiziden bekämpft werden. Speziell die Fungizide reduzieren den Gehalt

der sekundären Pflanzenstoffe. Bestimmte Sorten, etwa von Orangen, können sich chemisch voneinander unterscheiden, je nachdem ob sie aus China, Mexiko oder Spanien kommen. Sie sind jeweils einem bestimmten lokalen Fungus ausgesetzt, der spezifische chemische Reaktionen in der Pflanze auslöst. Diese Reaktionen erwartet man sich eigentlich nur von Antikörpern, die sich unterscheiden, je nachdem, ob man Masern oder Röteln hat.

Wir haben also Tausende unterschiedliche Pflanzen analysiert, und es wurde klar, dass die alten Sorten weit mehr aktive Substanzen haben. Die alten Sorten haben auch einen anderen (oft bitteren) Geschmack als die jüngeren Varianten, die meist auf den süßen Geschmack hin gezüchtet werden.

Resveratrol war das erste Salvestrol, das entdeckt wurde.
Welche Erkenntnisse sind damit verbunden?
Das Resveratrol ist extrem lichtempfindlich und deshalb schwierig zu behandeln. Es ist nur in geringer Dosis effizient. Ab 20 Milligramm funktioniert es nicht mehr. Resveratrol ist etwa im französischen Rotwein von Bioqualität gut verfügbar.[30] Die dunkle Flasche schützt das lichtempfindliche Resveratrol.

Salvestrole haben insgesamt unterschiedliche Strukturen, die auf ihrer jeweils spezifischen Ebene funktionieren. Je mehr unterschiedliche Salvestrole aufgenommen werden, desto besser. Das ist wie in einer Armee, in der nur ein Spezialist nicht viel ausrichten kann. Am besten erhält man Salvestrole über die Ernährung. Wir wissen von Kranken, die allein durch eine Ernährungsumstellung viel bewirken konnten.

---

30 Eine der besten Resveratrol-Quellen ist neben französischem Rotwein auch der chilenische Cabernet Sauvignon. Die Trauben haben sehr dicke Schalen, zudem sind die Weinstöcke starken Klimaschwankungen ausgesetzt, sodass die Pflanze noch mehr Resveratrol produziert, um sich gut schützen zu können. Dieser Hinweis stammt von der Österreichischen Anti-Aging-Gesellschaft, die vor allem die antioxidativen Eigenschaften des Resveratrols schätzt.

Stilserene, das von Professor Gerry Potter synthetisch hergestellte
Salvestrol, ist dabei, seinen Weg durch die klinischen Tests zu gehen.
Wie wirkungsvoll ist diese Substanz?
Stilserene hat den Nachteil, nicht breit gestreut wirken zu können. Es ist eine Einzelsubstanz und limitiert sich dadurch selbst.
Es produziert nur einen Metaboliten. In den 1950er-Jahren hatten
wir den »Magic-Bullet-Approach«, wonach eine chemische Einzelsubstanz eine große Wirkung erzielen sollte. Das Problem bei
den unterschiedlichen Krebsarten ist, dass es dafür keine Magic
Bullet gibt. Was wir brauchen, ist die Diversität, die am besten
über die Ernährung kommt.

Stilserene hat zudem eine niedrige Selektivität, vor allem im Vergleich
mit dem Salvestrol S55, das eine sehr hohe Selektivität aufweist.
Brauchen Krebspatienten dann überhaupt noch Stilserene, wenn es
einmal auf den Markt kommt?
Hier müssen wir an die europäische Gesetzeslage denken. Die
Herstellung einer synthetischen Arznei ist dem Gesetz unterwor-
fen, und es ist verboten, einen bestimmten natürlichen Pflanzenstoff als Arzneimittel auszugeben, der Krebs heilen soll. Zudem
gibt es dafür keinen Patentschutz. Wir haben die chemischen
Strukturen der Salvestrole erforscht. Würden wir die publik machen, dann gäbe es wohl andere Leute, die sie gern verkaufen
würden. Wirtschaftlich gesehen, hätten wir dann das Nachsehen.
Bestimmte Kräuter, die Bestandteile von lizenzierten Arzneimitteln sind, dürfen nicht mehr als Kraut verkauft werden, wie
das etwa bei einem Arzneimittel für Brustkrebs der Fall ist. Fak-
tum ist, dass das Gesetz es nicht erlaubt, natürliche Arzneimittel
herzustellen und patentieren zu lassen. Dafür müssen sie schon
etwas verändert werden.
Stilserene ist eigentlich ein Resveratrol-Molekül mit einem
Zusatz, damit es patentiert werden kann. Das ist der einzige
Grund. Die Gesetze bestimmen, wie ein Medikament zu wirken
hat, was eine Arznei ist und was ein Nahrungsergänzungsmittel
ist. Mit einem Nahrungsergänzungsmittel wird nicht behandelt,
sondern vielmehr der natürliche körperliche Mechanismus dazu
gebracht, das zu tun, was er normalerweise tut. Das ist aber keine

eigentliche Behandlung. Sobald die pharmazeutische Industrie einen natürlichen Pflanzenextrakt zu einem Medikament verarbeitet hat, möchte sie dessen Verbreitung per Gesetz einschränken, damit niemand sonst diesen Extrakt verkaufen kann. Was überrascht, ist, dass Tumore schon schrumpfen können, wenn auch nur die Ernährungsweise geändert wird.

Woher stammen die Salvestrole, die als Nahrungsergänzungsmittel auf den Markt kommen?
Diese Salvestrole werden aus »Abfall« extrahiert, aus Schalen. Unsere Salvestrole kommen zum Beispiel aus einer der kanadischen biologischen Weinproduktionen, wo ja die Traubenschalen nicht verwendet werden. Auch die Haut der Oliven, die bei der Ölherstellung abfällt, oder die Haut anderer Früchte, die zu Saft verarbeitet werden, sind gutes Material für Salvestrole-Kapseln. Die Salvestrole sind ja in den Schalen konzentriert. Frische Bioerdbeeren wären für die Salvestrole-Produktion zu teuer.

Die Salvestrole-Kapseln sind also ganz natürlich?
Die Salvestrole in den Kapseln sind natürliche Extrakte. Die Extrahierung war früher ein bisschen eine »schwarze Kunst«, heutzutage ist sie recht einfach auf molekularer Ebene durchzuführen. Wir können einzelne Moleküle problemlos extrahieren, wenn wir wollen. Das Verfahren ist teurer als die synthetische Herstellung. Wir extrahieren die Salvestrole und bringen sie hoch konzentriert in die Kapseln. Pflanzen vollführen unglaubliche chemische Prozesse, denken wir nur an die Photosynthese, bei der aus Wasser und Kohlendioxid Zucker entsteht. Das kann kein Mensch, die Pflanzen machen das aber den ganzen Tag über.

Können Salvestrole-Kapseln gefährlich überdosiert werden?
Nein, Salvestrole sind nicht giftig, sie können in großen Mengen genommen werden, weil sie nicht aktiv sind, sondern erst aktiv werden, wenn das Enzym CYP1B1 in der Zelle anwesend ist. Salvestrole werden vom Körper auch im Fett gespeichert. Wenn sie ab dem Frühjahr sechs Monate lang viel frisches Obst und Gemüse essen, lagern sich die Salvestrole im Fett ein und werden im

Winter ausgeschüttet. Die Salvestrole müssen auch eine spezifische Konzentration im Blut erreichen. Darüber wissen wir aber noch zu wenig. Deshalb forscht Care Biotechnologies auch in diese Richtung.

Die biologische Verfügbarkeit der Salvestrole hängt auch von den Darmbakterien und der Nieren- bzw. Leberfunktion ab. Je besser diese Organe arbeiten, desto besser können sich die Salvestrole im Blut konzentrieren und dem Organismus zur Verfügung stehen. Wenn bei jemandem diese Organe schlecht arbeiten, hat es wenig Sinn, höhere Dosen an Salvestrolen einzunehmen, weil die Bioverfügbarkeit nicht gegeben ist.

Kann eine an Salvestrolen reiche Ernährung die Salvestrole-Kapseln überflüssig machen?

Wer keine Salvestrole-Nahrungsergänzungsmittel kauft, hat schon allein mit einer gesunden Ernährung – so wie wir sie vorschlagen – große Chancen, etwas zu bewegen; auch wenn es gut ist, Salvestrole-Kapseln zu nehmen. Wir haben zu viele Menschen an Krebs sterben sehen und mit den Salvestrolen unglaubliche Resultate miterlebt, wo Tumore verschwunden sind. Ich erinnere mich an einen etwa achtzigjährigen Briten, der als Physiker gearbeitet hatte. Als er Krebs bekam, lehnte er die Bestrahlung ab, weil er wusste, welche Nebenwirkungen sie hat. Er hat seine Ernährung, seinen Lebensstil, seine mentale Ausrichtung geändert und war nach zwei Jahren gesund.

Was würden Sie Ärzten empfehlen, die mit Salvestrolen arbeiten wollen?

Es geht uns vor allem darum, die Leute dazu zu bringen, über ihre Ernährung nachzudenken, ihre mentale Haltung zu ändern. Es ist am besten, die nötige Bandbreite an Salvestrolen aus der Ernährung zu beziehen. Bei Leuten, die schon Krebs haben, haben die Salvestrole-Kapseln viel bewirkt. Dafür brauchen wir uns nur die Fallbeispiele anschauen. Alle haben überlebt. Salvestrole-Kapseln ersetzen aber nicht die gesunde Ernährung.

Haben Biolebensmittel mehr Salvestrole?
Nicht alle Biolebensmittel haben automatisch mehr Salvestrole, aber jedenfalls weniger Substanzen, die die Funktion der Salvestrole behindern. Biolebensmittel haben weniger Pestizide und Fungizide.

Welche technischen Voraussetzungen braucht die Salvestrole-Forschung?
Wir haben einen proteomischen Zugang. Wir können Moleküle in einer Zelle analysieren, mithilfe einer sehr sensiblen Technik. Wir arbeiten dazu mit Forscherteams in Kanada und Malaysia.

Warum haben Sie ein Punktesystem für den Salvestrole-Gehalt vergeben?
Wir haben zuerst viele neue und alte Sorten nach ihren Inhaltsstoffen untersucht – ähnlich wie archäologische Untersuchungen, mit denen die Steinzeitdiät herausgefunden wurde, etwa durch Gordon Hillmann. Das Punktesystem gibt es, weil Salvestrole unterschiedliche Energie haben, die ihre jeweilige Selektivität beeinflusst. Einige sind effektiver als andere, so wie Benzin sich im Octangehalt unterscheidet.

Konventionelle Lebensmittel haben vier- bis fünfmal weniger Punkte als Biolebensmittel bekommen. Eine Portion Salat aus Spargel zum Beispiel hat 20 Punkte, wenn er biologisch ist, ansonsten nur vier Punkte. Dieses System soll die Menschen dazu anregen, ihre Ernährung zu überdenken und umzustellen. Wir haben erstaunliche Resultate bei Patienten gesehen, die neben Bioernährung auch noch Salvestrole-Nahrungsergänzung genommen haben. Sie konnten damit ihre Heilungschancen zumindest verdoppeln. Salvestrole sind ja keine Behandlung wie Kopfschmerztabletten. Sie sind das, was der Körper normalerweise (gegen Krebs) tut. Es hilft nichts, Cheeseburger zu essen und dazu die Nahrungsergänzung zu nehmen. Wir wollen vor allem, dass die Leute ihre Ernährung umstellen. Das ist manchmal auch schon genug. Dann brauchen sie später auch keine Nahrungsergänzungsmittel mehr.

Manche Leute reagieren allerdings erst auf höhere Salvestrole-Dosierungen. Das dürfte mit der Bioverfügbarkeit zusammenhängen. Probleme mit der Bioverfügbarkeit treten etwa bei Knochenkrebs oder Hirntumoren auf. Diese Patienten sollten sich nicht selbst (mit Salvestrolen) behandeln, sondern besser einen Arzt aufsuchen, der die Forschungen von Dan (Professor Dan Burke) kennt.

Wie bekannt sind die Salvestrole? In Österreich, so zeigen meine Umfragen, kennt diese fast niemand, auch Ärzte nicht. Sind sie in Großbritannien ein Begriff?
Großbritannien ist sehr von der pharmazeutischen Industrie bestimmt, die Medikamente kosten den Patienten nichts, und so haben sie auch kein Interesse daran, für Arzneimittel zu zahlen. Ich denke, Deutschland ist viel offener für die alternative Medizin. Bei den (Salvestrole-)Seminaren sind auch immer viele Ärzte und Pharmazeuten vertreten. Auch in Australien, Neuseeland und Kanada gibt es großes Interesse.

Wirken Salvestrole bei Haustieren?
Ja, besonders bei Hunden, da sie ein ähnliches CYP1B1-System haben wie der Mensch. Wir forschen da weiter, derzeit mit der Universität Leiden (Niederlande).

Wie bekannt ist die Salvestrole-Salbe?
Die Salbe ist nicht sonderlich populär. Ich weiß nicht warum, vielleicht ist das eine mentale Einstellung. Die Salbe wirkt sehr gut bei Ekzemen, Psoriasis und Hautkrebs.

Würde der eigene Bio-Obst- und Gemüsegarten ausreichen, um sich mit genügend Salvestrolen zu versorgen?
Ja, das geht. Viele Forschungen suchen ja nach raren Pflanzensorten, nach einer seltenen Orchidee etwa, um einen ausgezeichneten Pflanzenstoff zu finden. Dabei sind alle Pflanzenstoffe, die wir brauchen, schon im Gemüse- und Obstgarten. Wir können dort auch alte Sorten anbauen. Kaufen sollte man Lebensmittel am besten dort, wo man ihren Ursprung kennt, also aus der loka-

len Produktion, wie etwa auf Bauernmärkten. Auch Tees sind sehr nützlich.[31]

Ist Bioernährung wirklich besser – es gibt Studien, die belegen wollen, dass dem nicht so ist?

Ja, bio ist auf alle Fälle besser. Bei den Studien hängt es ja immer davon ab, wonach gesucht wird. In den Royal Botanic Gardens in Kew, London, mit der weltweit ältesten botanischen Forschung, werden Pflanzen mit modernster Technologie analysiert. Unser Labor hat die Analysen für die biologische Produktserie von Prinz Charles gemacht, damit sie die Lizenz bekommen konnte. Die Analyse von Pflanzen ist recht kompliziert. Der Forscher muss genau wissen, was er dabei tut. Er sucht nach aktiven Stoffen, zum Beispiel nach Vitaminen. Da findet er in einer konventionellen Orange und in einer Bio-Orange etwa die gleiche Menge. Die Vitamine sind ja schon da, sie wurden nicht hervorgelockt. Es gibt allerdings auch chemische Strukturen, die nicht gleich aktiv sind, so wie die Phytoalexine, die erst bei einer Krankheit aktiviert werden. Dazu gehören die Salvestrole. Pflanzen warnen sich mit Gasen vor Krankheitserregern. Wenn eine Pflanze auf einem Feld von einem Pilz bedroht ist, signalisiert sie den anderen Pflanzen die Gefahr, damit diese ihre Salvestrole hervorlocken können, noch bevor der Pilz sie angreift. Die Fungizide sind dabei eine größere Gefahr als Pestizide.

Biopflanzen sind zudem naturspezifisch, sie haben keine künstlichen, negativen Chemikalien, dafür potenziell besser funktionierende chemische Strukturen. Mit Bioernährung redu-

---

31 Um den Richtwert von 350 Salvestrole-Punkte zu erreichen, die die Wissenschaftler zur Vorbeugung von Krebs empfehlen, muss man sich beim hochwertigen biologischen Obst und Gemüse schon kräftig bedienen. Das ist in der Praxis für die meisten schwer umzusetzen, auch wenn es – wie die erwähnten Völker in Afrika zeigen – Beispiele gibt, dass es funktionieren kann. Dan Burke und Anthony Daniels nehmen selbst vorbeugend Salvestrole und raten im Allgemeinen auch dazu. Es geht ihnen aber letztlich um die grundsätzliche Einstellung: Wer glaubt, auf regelmäßige ausgewogene biologische Ernährung verzichten zu können, leistet dem Krebs und anderen Erkrankungen Vorschub.

zieren wir gesundheitliche Risiken. Wer beweisen will, dass bio nicht besser als konventionelle Ernährung ist, ist wie jemand, der die Existenz Gottes beweisen möchte. Besser ist es, die biologischen Pflanzen einfach in Ruhe zu lassen. Ich würde meinen Kindern nie eine Banane aus konventionellem Anbau kaufen. Ihre lange Haltbarkeit zeigt schon, dass sie nicht natürlich sein kann.

Welchen Zusammenhang sehen Sie zwischen dem westlichen, modernen Ernährungsstil und Krebs?
In China wird Krebs als »Western Diet Disease« bezeichnet. Auch dort sind die Krebserkrankungen gestiegen, aufgrund der westlichen Ernährungsgewohnheiten mit Burgern, des Verzichts auf Fischöl ... es ist furchtbar! Was wir tun können, ist, die Ernährungskette zu desindustrialisieren. Es muss mehr Wert auf die Lebensmittelverarbeitung gelegt werden, und dafür sollte man auch bereit sein, etwas mehr zu bezahlen. Vor allem bestimmte Verarbeitungsmethoden müssen abgeschafft werden, etwa jene, mit denen Lebensmitteln der bittere Geschmack entzogen wird. Orangensaft wird süß gemacht, damit er sich besser verkauft. Dabei werden nützliche, natürliche Strukturen zerstört. Der bittere Geschmack ist nur einer der Hinweise darauf, dass viele Salvestrole vorhanden sind, wie bei Artischocken. Oder bei Olivenöl: Wenn es ein leicht kratzendes Gefühl im Hals hinterlässt, dann sind das die Salvestrole.

Europa sollte sich besser auf die wichtigen Dinge konzentrieren und nicht, wie zum Beispiel bei Schokolade, zwanzig Jahre daran arbeiten, wie Schokolade zu definieren ist. Oder die Form der Bananen und Gurken überwachen. Das ist lächerlich! Was wir brauchen, ist die genetische Vielfalt und nicht die perfekte Gurke. Warum brauchen wir eine standardisierte Tomate? Das hat nichts mit Wettbewerb zu tun, es ist einfach nur lächerlich.

Nehmen Sie selbst Salvestrole?
Ja, jeden Tag. Ich bin viel auf Reisen, da komme ich nicht so zum Essen. Für meine Kinder koche ich biologisch, viel Obst und Gemüse. Ich lasse sie in der Küche helfen, so wissen sie, was in ihrem Essen drin ist. Sie essen auch alles. Kinder richten sich nach dem

Vorbild ihrer Eltern. Und Eltern sollten sich nicht von ihren Kindern konditionieren lassen. Sie können ihnen erklären, welchen (gesunden) Effekt ein Nahrungsmittel hat. Übrigens: Schokolade kann auch Salvestrole haben; die stecken in der Schale der Kakaobohnen.

Dieses Interview wurde von der Autorin in Klagenfurt im April 2013 geführt, übersetzt, gekürzt und redigiert.

Forscherporträts aus der Salvestrole-Forschung

M. D. Dan Burke

»Nature got it first.«
Dan Burke

M. D. Dan Burke ist emeritierter Professor für Arzneimittel-Stoffwechsel in Aberdeen, Schottland. Während seiner mehr als 35 Jahre umfassenden Universitätslaufbahn hat er sich der medizinischen und naturwissenschaftlichen Forschung und Lehre in Pharmakologie, Toxikologie und Krebsforschung gewidmet. Sein Spezialgebiet ist der Stoffwechsel und die Toxikologie von Arzneimitteln und Karzinogenen. Er hat die Überexpression des CYP1B1-Enzyms in menschlichen Krebszellen entdeckt und an der Entwicklung von Krebsmedikamenten sowie am Nahrungsergänzungsmittel Salvestrole mitgearbeitet. Professor Burke ist derzeit wissenschaftlicher Berater und leitet Ärzte und Therapeuten dazu an, mithilfe der Salvestrole die Ernährung ihrer Patienten umzustellen, indem er ihnen den wissenschaftlichen und praktischen Hintergrund dazu liefert. Professor Dan Burke ist auch Anteilseigner von Salvestrol Natural Products, dem Entwickler der Salvestrole-Technologie im Vereinigten Königreich. Zudem ist er Forscher bei Care Biotechnologies, einer kanadischen Firma, die an innovativen Lösungen zur Krebserkennung und -überwachung arbeitet. Care Biotechnologies hat zum Beispiel danach geforscht, wie das Enzym CYP1B1 im menschlichen Körper nachweis- und messbar wird.

Gerry Potter

»Ich hätte nie gedacht, dass Krebs heilbar ist. Jetzt, angesichts unserer Entdeckungen, glaube ich, dass Krebs sehr wohl heilbar ist.«
Gerry Potter

Gerry Potter ist Professor für medizinische Chemie an der De Montfort University in Leicester, England. Sein Spezialgebiet ist die Erforschung von Anti-Krebs-Wirkstoffen. Für seine Arbeit wurde er mehrfach mit Preisen ausgezeichnet. Er hat unter anderem das den Salvestrolen ähnliche Medikament Stilserene entwickelt sowie das Abirateronacetat, das als Abirateron bei Prostatakrebs verschrieben wird. Das Medikament blockiert die Bildung von Testosteron und ist in Deutschland seit Oktober 2011 unter dem Namen Zytiga® im Handel. Professor Potter ist auch Anteilseigner von Salvestrol Natural Products. Zudem ist auch er Forscher bei der kanadischen Firma Care Biotechnologies.

Brian A. Schaefer

»Das Schöne an den Salvestrolen ist, dass man nicht erst den Amazonas-Fluss raufpaddeln muss, um sie zu finden – wenn du biologische Lebensmittel anbaust, kannst du die Salvestrole in deinem eigenen Garten finden, egal wo du lebst.«
Brian A. Schaefer

Brian A. Schaefer ist Software-Spezialist für Labormedizin in Kanada. Er ist Autor des wissenschaftlich fundierten Buches *Salvestrols. Linking diet & cancer* und publizierte unter anderem auch zu Themen der künstlichen Intelligenz und Krebsforschung. Er studierte in Kanada und an der Oxford University in England. Er ist einer der Direktoren von Acquired Intelligence Inc, dem kanadischen und US-amerikanischen Vertriebshändler von Salvestrolen, und arbeitet ebenfalls bei Care Biotechnologies mit.

Anthony Daniels

>*Es geht uns vor allem darum, die Leute dazu zu bringen, über ihre Ernährung nachzudenken. Es ist am besten, die nötige Bandbreite an Salvestrolen aus der Ernährung zu beziehen.*«

Anthony Daniels

Anthony Daniels wurde zum Ingenieur für Maschinenbau ausgebildet. Er ist Geschäftsführer der Salvestrole-Herstellerfirma Nature's Defence (gegründet 2004) und Direktor der kanadischen Firma Care Biotechnologies, die an neuartigen Lösungen zur Krebserkennung und -überwachung arbeitet. Anthony Daniels ist zudem Gründer der Herbal Apothecary und der Global Botanical Research. Er gilt als Experte für umweltschonende Technologie und die Verarbeitung von Heilkräutern und Pflanzen mit innovativen Methoden.

Glossar

Antioxidantien sind chemische Verbindungen, die unerwünschte Oxidation verhindern. Wenn etwa Eisen oxidiert, entsteht Rost. In der Ernährung sind Antioxidantien wichtig, da sie Krankheiten vorbeugen und den Alterungsprozess verlangsamen können. Sie helfen beschädigten Zellen, sich selbst zu reparieren, indem sie freie Radikale in der Zelle neutralisieren. Frisches Obst und Gemüse enthält viele natürliche Antioxidantien. Salvestrole sind nicht generell Antioxidantien, es gibt aber Ausnahmen wie das Resveratrol.

Apoptose ist die Selbstzerstörung einer geschädigten Zelle.

Biodiversität ist die natürliche Vielfalt der Gene und damit der Tier-, Pflanzen-, Pilz- und Bakterienarten und der Ökosysteme. Die Biodiversität ist Grundlage aller Lebensvorgänge auf unserer Erde.

Bioflavonoide sind sekundäre Pflanzenstoffe (SPS) wie etwa die Farb- und Duftstoffe. Viele Flavonoide sind zum Beispiel in Holunder- und Kamillenblüten, in Süßholzwurzeln oder in der Schale von Bitterorangen enthalten. Sekundäre Pflanzenstoffe sind für die Gesundheit enorm wichtig; allerdings nicht überlebenswichtig, wie etwa Vitamine und Mineralstoffe.

Bioverfügbarkeit ist eine Messeinheit in der Pharmakologie. Sie bezieht sich auf den Wirkstoffanteil, der unter anderem im Blutkreislauf zur Verfügung steht. Sie gibt an, wie schnell der Wirkstoff aufgenommen wird und wann er dort angekommen ist, wo er gebraucht wird.

CYP1B1 ist ein Enzym, das nur in Tumorzellen auftritt. Es agiert mit Salvestrolen und tötet dann Krebszellen ab, ohne gesundes Gewebe anzugreifen. Das CYP1B1 gehört zur Gruppe der CYP-Enzyme, die die Entgiftung des Körpers übernehmen und beispielsweise Medikamente aus dem Körper schleusen können.

DNA (Desoxyribonukleinsäure) ist die in Menschen, Tieren und Pflanzen vorhandene »Zellkernsäure«, die die Erbinformationen trägt und Bestandteil der Gene ist, die im Kern der Körperzellen enthalten sind. Die Erbinformation bestimmt die Struktur und Funktion der Zellen. Die DNA hat die Struktur einer langen doppelten Kette.

Enzyme sind meist Eiweißstoffe, die wichtige biochemische Abläufe in Pflanzen, Menschen und Tieren steuern, unter anderem die Verdauung. Enzyme bewirken, dass sich andere Stoffe umwandeln können, indem sie deren Ladungs-, Struktur- und Bindungsverhältnisse verändern.

Epigenetik ist eine Teildisziplin der Biologie. Sie untersucht jene Zelleigenschaften, die nicht direkt in der DNA-Sequenz festgelegt sind.

Freie Radikale sind hoch aktive, ungesättigte Sauerstoffmoleküle, die in die Zelle eindringen, ihre Energieversorgung stören, die Erbsubstanz zerstören, das Krebswachstum begünstigen und den Organismus rascher altern lassen. In einer Sekunde wird unser Organismus von etwa 150 000 freien Radikalen attackiert.

Fungizide sind chemische oder biologische Substanzen, die Pilze abtöten. Sie kommen vor allem in der konventionellen Landwirtschaft als Pflanzenschutzmittel vor. Sie werden auch bei der Bekämpfung von Schimmelpilzen, etwa auf Holz oder Textilien und in Desinfektionsmitteln eingesetzt.

Glaukom oder grüner Star ist ein erhöhter Druck im Augeninnern, der verschiedene Ursachen, aber die gleiche Wirkung hat: Er zerstört das Sehvermögen. Diese Krankheit ist bei rechtzeitiger Erkennung gut behandelbar.

Hybridsorten sind Pflanzen, die aus Inzuchtlinien, also nahe verwandten Linien, gekreuzt werden. Der Absatz von Hybridsaatgut in der EU ist steigend. Landwirte dürfen von Hybridsorten kein Saatgut für den Eigenverbrauch gewinnen. Sie sind daher gezwungen, dieses von den Agrarkonzernen wie Monsanto, Bayer oder CropScience stets neu zu kaufen.

Hydrophil bedeutet »wasserliebend«. Hydrophil sind Moleküle, die gut wasserlöslich sind.

Inhibitoren sind hemmende Substanzen, die chemische, biologische oder physikalische Reaktionen beeinflussen.

Karzinome sind Krebserkrankungen, die von der Haut oder Schleimhaut ausgehen.

Lipophil bedeutet »fettliebend«. Lipophil sind Moleküle, die gut fettlöslich sind.

Melanom ist eine Wucherung aus Pigmentzellen in Muttermalen.

Metabolismus ist der Stoffwechsel im Organismus. Er betrifft die chemischen Prozesse, die Stoffe verändern, damit sie transportiert und verarbeitet werden können.

Metabolit ist ein Zwischenprodukt, das beim Stoffwechsel entsteht. Dieser erfolgt schrittweise, wobei jeweils Stoffe mithilfe von Enzymen verändert werden und Metabolite entstehen.

Metastase ist die Abwanderung eines bösartigen Tumors in entfernteres Gewebe.

Moleküle sind elektrisch neutrale Teilchen aus zwei oder mehreren Atomen.

Orthomolekulare Medizin versucht, Nährstoffmängel durch Ergänzungsmittel auszugleichen. Diese ersetzen aber nicht eine gesunde Ernährung. Orthomolekulare Substanzen berücksichtigen das Zusammenwirken der stoffwechselaktiven Substanzen und Nährstoffe, die sich gegenseitig sinnvoll ergänzen können. Im Vergleich zu synthetischen Pharmaka sind orthomolekulare Substanzen breiter einsetzbar. Sie werden in der Schulmedizin und der Naturheilkunde verwendet.

Phytoalexine sind antimikrobielle chemische Verbindungen, die die Pflanzen produzieren, sobald sie durch Bakterien oder Pilze infiziert worden sind. Auch Salvestrole gehören zu den Phytoalexinen. Sie zählen zu den sekundären Pflanzenstoffen, die in relativ geringen Mengen vorkommen. Primäre Pflanzenstoffe sind Eiweiß, Fett und Kohlehydrate.

Phytoöstrogene sind Pflanzenstoffe, die eine ähnliche Struktur wie das Geschlechtshormon Östrogen aufweisen.

Probiotika sind Zubereitungen von Mikroorganismen, die gesundheitsfördernd wirken können. Am bekanntesten sind Probiotika mit Milchsäurebakterien.

Prodrug ist ein zunächst nicht aktiver oder nur schwach aktiver Wirkstoff, der erst durch die Verstoffwechselung im Organismus in einen aktiven Wirkstoff verwandelt wird. Am Beispiel der Salvestrole bezeichnet Professor Dan Burke die Prodrugs als »Briefbomben für Krebszellen«.

Quercetin ist ein sekundärer gelber Pflanzenstoff, der unter anderem in Eichenblättern, Äpfeln und Trauben vorkommt.

Resveratrol ist ein Salvestrol und natürliches Fungizid, das vor allem in roten Trauben, Erdnüssen, Pflaumen, Tomaten, Pinienkernen und Mandarinen vorkommt. Es wirkt auch antioxidativ, ist aber in der Krebstherapie nur begrenzt einsetzbar, da es in höheren Dosen das Enzym CYP1B1 blockiert, das für die Bekämpfung der Krebszellen unabdingbar ist. Wenn die Dosierung über 200 Milligramm schrittweise weiter erhöht wird, werden immer weniger Krebszellen abgetötet. Für eine wirksame Bekämpfung der Krebszellen wäre allerdings eine höhere Salvestrole-Dosis nötig.

Salvestrole sind Pflanzenstoffe, die in Früchten, Gemüse und Kräutern vorkommen. Bis dato sind 50 Salvestrole bekannt. Sie haben teilweise sehr unterschiedliche Eigenschaften. So sind einige fettlöslich, andere wasserlöslich; sie lassen sich grundsätzlich nicht strikt in eine der Klassen der Pflanzenstoffe einteilen. Einige sind natürliche Fungizide, andere sind potenzielle Antioxidantien oder Östrogene. Andere wiederum gehören keiner dieser Kategorien an. Ihre krebshemmende Wirkung entfalten die Salvestrole nur aufgrund ihres Metabolismus mit dem Enzym CYP1B1.

Sekundäre Pflanzenstoffe sind in relativ geringen Mengen in der Pflanze vorhanden. Sie helfen ihr bei der Abwehr von Bakterien und Viren, schützen vor zu starker UV-Strahlung oder Verdunstung und locken Insekten an, die als Bestäuber in Frage kommen. Primäre Pflanzenstoffe hingegen sind Eiweiße, Fette und Kohlehydrate. Siehe auch Bioflavonoide.

Selektivität bedeutet, dass bei einer chemischen Reaktion von mehreren möglichen Reaktionen eine bevorzugt wird.

Stammzellen sind vorläufige Zellen, die sich erst zu reifen Zellen entwickeln müssen, die dann spezifische Funktionen übernehmen. Stammzellen lassen sich nach ihrer Herkunft unterteilen, so gibt es etwa embryonale Stammzellen, die auf einer frühen Entwicklungsstufe des Embryo vorkommen und sich zu allen möglichen Zelltypen des Menschen entwickeln können. Die adulten Stammzellen hingegen sind wohl nach der Geburt im Organismus, können sich aber nur mehr zu bestimmten Zellen entwickeln. So können sie je nach Typ zum Beispiel verbrauchte Haut- oder Darmzellen ersetzen.

Stilserene ist die Anti-Krebs-Substanz, die Professor Gerry Potter entwickelt hat. Sie agiert mit dem Enzym CYP1B1, das nur in Tumorzellen auftritt. Stilserene bringt das CYP1B1 dazu, die Tumorzellen abzutöten, ohne gesundes Gewebe anzugreifen.

Therapeutischer Index ist eine Maßangabe, die die Sicherheit eines Arzneimittels angibt. Es zeigt das Verhältnis zwischen der tödlichen und der wirksamen Dosis.

Literatur

Monografien

Arvay, Clemens G.: Friss oder stirb, Salzburg 2013

Béliveau, Richard/Gingras, Denis: Krebszellen mögen keine Himbeeren. Nahrungsmittel gegen Krebs, München 2010

Bläuel, Manfred/Gasser, Robert: Olivenöl. Die Medizin auf dem Teller, Wien 2011

Coy, Johannes/Franz, Maren: Die neue Anti-Krebs-Ernährung. Wie Sie das Krebs-Gen stoppen, München 2009

Faulstich, Joachim: Das Geheimnis der Heilung, München 2010

Grimm, Hans-Ulrich: Vom Verzehr wird abgeraten, München 2012

Hélène, Brigitte (Hrsg): Vitamin B17. Die Revolution in der Krebsmedizin. Ein Ratgeber aus der ärztlichen Praxis nach der Dr. Puttich Krebstherapie, Books on Demand, Juli 2012

Holzer, Sepp: Wo ein Wille, da ein Weg, München 2008

Kämmerer, Ulrike/Schlatterer, Christina/Knoll, Gerd: Krebszellen lieben Zucker. Patienten brauchen Fett, Lünen 2012

Kern, Peter: Krebs bekämpfen mit Vitamin B17, Kirchzarten 2012

Langbein, Kurt: Radieschen von oben. Über das Leben mit Krebs, Salzburg 2012

Last, Walter: Krebs natürlich heilen, Immenstadt 2010

Masson, Pierre: Gartenbau und Landwirtschaft biodynamisch, Aarau 2014

Müller, Sven-David: Die 100 besten Krebskiller. Was uns gegen Krebs schützt, Wien 2011

Pirc, Karin: Den Alterungsprozess umkehren. Das Lebenselixier des Maharishi Ayur-Veda, Bielefeld 2010

Pollan, Michael: Food rules. An eater's manual, New York 2009

Rhyner, Hans Heinrich: Das neue Ayurveda-Praxis-Handbuch, Krummwisch 2011

Roshi, Kosho Uchiyama: Zen für Küche und Leben, Braunschweig 1991

Schaefer, Brian A.: Salvestrols. Nature's defence against cancer, Kanada 2012 (seit 2013 auch als deutsche Übersetzung: Salvestrole. Die Antwort der Natur auf Krebs, Brian Schaefer Verlag)

Servan-Schreiber, David: Das Anti-Krebs-Buch, München 2012

Shiva, Vandana: Monoculture of the mind, Penang, Malaysia 1997

Theml, Harald: Krebs und Krebsvermeidung, München 2005

Überall, Andrea: Tibetische Hausapotheke, Zürich 2005

Artikel, Aufsätze und Broschüren

Burke, Dan: Salvestrole. Neue Möglichkeiten der Krebsbehandlung, Teil 1, OM & Ernährung 129, 2009, Seite F2–F8. Teil 2, OM & Ernährung 130, 2010, Seite 33–36

Misra, N. C.: Anti-oxidant adjuvant therapy using a Natural Herbal Mixture (MAK) during intensive chemotherapy. Reduction in Toxicity. A prospective study of 62 patients, Proceedings of the XVI International Cancer Congress, Bologna, Monduzzi Editore, 1994, Seite 3099–3102

Mohme, Wiebke: Ernährung und Balance. Krebsvorsorge ayurvedisch gesehen, Ayurveda-Journal, Januar 2013

Nachgefragt: 28 Antworten zum Stand des Wissens rund um Öko-Landbau und Bio-Lebensmittel, hrsg. von Bund Ökologische Lebensmittelwirtschaft, Berlin 2012

Peter, Kristina: Wie der Körper mit Hilfe von Salvestrolen Krebszellen besiegt, in: Mehr wissen, besser leben, Sonderdruck 29–31, 2009, Seite 3–15

Saxena, A. et al.: An ayurvedic herbal compound to reduce toxicity of cancer chemotherapy, Indian Journal of Medical and Paediatric Oncology, 29/2, 2008

Schaefer, Brian A./Dooner, Catherine/Burke, Dan/Potter, Gerard A.: Nutrition and cancer. Further case studies involving Salvestrol, Journal of Orthomolecular Medicine 25/1, 2010, Seite 17–23

Schaefer, Brian A./Potter, Gerard A./Wood, Robbie/Burke, Dan: Cancer and related case studies involving Salvestrol and CYP1B1, Journal of Orthomolecular Medicine 27/3, 2012, Seite 131–138

Schaefer, Brian A./Tan, Hoon L./Burke, Dan/Potter, Gerard A.: Nutrition and cancer. Salvestrol case studies, Journal of Orthomolecular Medicine 22/4, 2007, Seite 1–6

Schaefer, Brian A.: Development of Blood Tests for Early Cancer Detection, Journal of Orthomolecular Medicine 1/2, 2013, Seite 7–14

Srivastava, A./Samaiya, A. et al.: Maharishi Amrit Kalash (MAK 4 & MAK 5) reduces chemotherapy toxicity in Breast Cancer Patients, Federation of American Societies for Experimental Biology Journal 14/4, Seite A720–2000

Yue, Zhen: Borneo Tree is source of potential anticancer agent, Silvestrol, in: Asian Scientist, Nov. 12, 2012 by SciDev.net, http://www.asianscientist.com/in-the-lab/borneo-aglaia-treeanticancer-agent-silvestrol-2012/

Internetquellen

anh-europe.org

news.sciencemag.org

www.ages.at

www.anticancerbook.com

www.biene-oesterreich.at

www.bio-suisse.ch

www.biowissen.org

www.doc-blog.de

www.gesundheitliche
aufklärung.de

www.hans.org

www.ijopt.org

www.johannescoy.de

www.krebsinfo.at

www.medizinpopulaer.at

www.milkwood.net/2010/10/12/
how-to-make-a-worm-tower/

www.naturesdefence.com

www.naturheilt.com

www.netdoktor.at

www.npr.org

www.onmeda.de/foren

www.orthokennis.de

www.salvestrol.ca

www.salvestrol-info.de

www.science.orf.at

www.statistik.at

www.ugb.de

www.uicc.org

www.vebu.de

www.winhs.org.

www.zeit.de/wissen

www.zen.fuer-uns.de

Zeitschriften, TV-Sendungen, Kinofilme, DVDs

Arte: Das Glück liegt auf dem Teller, Oktober 2012

Arte-Magazin: Die Erde macht alle satt, Interview mit Marie-Monique Robin, Oktober 2012

Climate Crimes, Dokumentation von Ulrich Eichelmann (www.riverwatch.eu/climate-crimes)

Die Ökonomie des Glücks, Dokumentarfilm über die Rückkehr zur lokalen Produktion und Verteilung der Güter, 2011

Good Food, Bad Food, Anleitung für eine bessere Landwirtschaft (DVD), 2011

Health Action Network Society: Latest developments in Salvestrol cancer therapy, Kanada 2006

Health Action Network Society: Salvestrols vs. cancer. The story conti-
nues, Kanada 2006

ORF 3: Unser täglich Gift, Dokumentarfilm von Marie-Monique Robin, April 2013

Bezugsquellen – eine Auswahl

www.allvital.com   www.naturkost-steiner.at
www.greenleaves-vitamins.de   www.mapi.com
www.hans.org   www.salvestrol.ca
www.naturepower.ch

Zur Autorin

Dr. Mag. phil. Barbara Allmann, geboren 1963 in Wien, ist Publizistin
und Kommunikationstrainerin in Klagenfurt. Ihre gesundheitlich ori-
entierten Themenschwerpunkte liegen auf Medizingeschichte und Ernährung, wie etwa der ayurvedischen Küche an gesunden und an kranken Tagen. Kontakt: www.sprachklima.at

Danksagung

Mein Dank geht an alle, die dieses Buch im Großen und im Kleinen
gefördert haben; insbesondere an die schweizerischen Ideengeber Peter
Winkelmann, Eugen Jung und Urs Hunziker.

An Brian A. Schaefer für Rat und Kritik sowie die Erlaubnis, die
»Mönchsgeschichte« in der Einleitung nacherzählen zu dürfen.

An Professor Dan Burke, Anthony Daniels und Robbie Wood für
inspirierende Gespräche und die freundliche Genehmigung, einschlägi-
ges Forschungsmaterial reproduzieren zu können.

An Irmgard Neuner, die unermüdlich, erfolgreich und inspirierend
private Initiativen zur natürlichen Verbesserung unserer Lebensqualität
lanciert.

Stichwortverzeichnis